Ratgeber Neuropsychologie

Ratgeber Neuropsychologie

Antworten auf die häufigsten Fragen von Patienten und Angehörigen

von

Armin Scheurich und
Karlheinz Schneider-Janessen

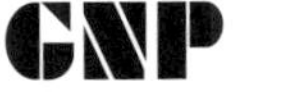

herausgegeben von der
Gesellschaft für Neuropsychologie e. V.

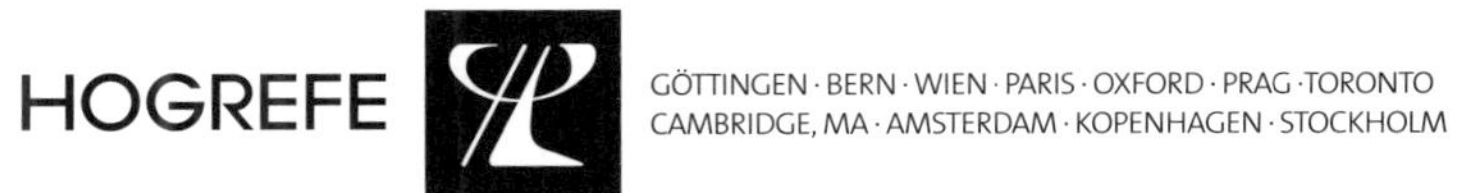

Kontaktadresse:

Dr. Armin Scheurich
Psychiatrische Klinik der
Johannes-Gutenberg-Universität
Untere Zahlbacher Straße 8
55131 Mainz

Herzlicher Dank gilt Frau Dr. Karin Schoof-Tams und Herrn Dr. Hartwig Kulke, die die beiden Fallbeispiele verfasst haben.

Bibliografische Information Der Deutschen Bibliothek

Die Deutsche Bibliothek verzeichnet diese Publikation in der Deutschen Nationalbibliografie; detaillierte bibliografische Daten sind im Internet über http://dnb.ddb.de abrufbar.

Göttingen • Bern • Wien • Paris • Oxford • Prag • Toronto
Cambridge, MA • Amsterdam • Kopenhagen • Stockholm
Rohnsweg 25, 37085 Göttingen

http://www.hogrefe.de
Aktuelle Informationen • Weitere Titel zum Thema • Ergänzende Materialien

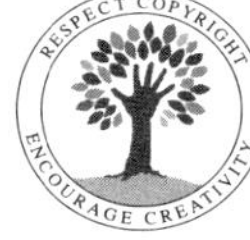

Umschlagabbildung: © Aleksandar-Pal Sakala, Fotolia.com
Abbildungen Inhalt: © Fotolia.com
Satz: Franziska Stolz, Göttingen
Gesamtherstellung: AZ Druck und Datentechnik, Kempten
Printed in Germany
Auf säurefreiem Papier gedruckt

ISBN 978-3-8017-2196-1

Vorwort

Die Zahl der Menschen, die schwere Schädel-Hirn-Verletzungen nach Unfällen, Schlaganfällen oder anderen Krankheiten des Gehirns überleben, nimmt außerordentlich stark zu. So müssen in Deutschland etwa 275.000 Menschen pro Jahr wegen Kopfverletzungen in einem Krankenhaus behandelt werden, wovon 20 % der Verletzungen als schwer einzustufen sind. Präventionsmaßnahmen und bessere Behandlungsmöglichkeiten haben dazu geführt, dass die Sterblichkeit wegen Kopfverletzungen in den vergangenen 35 Jahren um gut 60 % gesenkt werden konnte. Ebenso konnte auch die Versorgung von Schlaganfall-Patienten durch die Einrichtung von Akutbehandlungszentren, so genannte Stroke-Units, und durch verbesserte medikamentöse Behandlung entscheidend verbessert werden. Doch nach der Abwendung der unmittelbaren vitalen und gesundheitlichen Bedrohung durch Unfälle und Krankheiten bleiben oft schwerwiegende und sehr verstörende Beeinträchtigungen der Hirnfunktionen bestehen. Eine funktionierende Sinneswahrnehmung, unbeeinträchtigte Aufmerksamkeit, ein leistungsfähiges Gedächtnis und eine selbstständige und adäquate Steuerung der Gefühle und des Verhaltens sind die zentralen Grundlagen menschlichen Zusammenlebens. Störungen dieser Funktionen bedingen gravierende Krankheitsfolgen oder gar den Verlust der Arbeitsfähigkeit. Die selbstständige Gestaltung der Freizeit, die Teilnahme am Freundeskreis und am Familienleben oder sogar eine eigenständige Lebensfähigkeit können wie bei anderen schweren Krankheiten oftmals auch in Frage gestellt sein. Die Neuropsychologie ist die Disziplin, die einerseits diese Funktionsstörungen des Gehirns mit speziellen Untersuchungsverfahren feststellt und in den Auswirkungen bewertet. Andererseits können durch neuropsychologische Therapiemethoden diese Funktionen behandelt werden. Neuropsychologen vermitteln außerdem Wissen über die Störungen und ermöglichen den Einsatz alternativer kompensatorischer Funktionen oder von technischen Hilfsmitteln. Sie helfen bei der Gestaltung einer den Patienten unterstützenden Umgebung und versetzen die Patienten und die Angehörigen in die Lage, mit den verstörenden Beeinträchtigungen und Änderungen in Verhalten und Persönlichkeit der Betroffenen umzugehen.

Die neuropsychologische Therapieforschung hat die Möglichkeiten der Wiederherstellung und der Kompensation der beeinträchtigten Hirnfunktionen aufgezeigt. In der Therapie werden den Patienten und den Therapeuten viel Initiative und auch viel Geduld abverlangt. Mit dem Mut und der Zuversicht der Betroffenen und der Behandler können jedoch entscheidende Verbesserungen erreicht werden. Oftmals können die Patienten wieder selbstständiges Schreiben, Lesen und Rechnen erreichen und damit die Basis für die Teilnahme am Berufsleben legen. Doch ein entscheidender Schritt folgt beim Übergang in die häusliche Umgebung. Es hat sich gezeigt, dass Patienten nach der stationären neurologischen Rehabilitation der ambulanten neuropsychologischen Therapie bedürfen. Ohne kontinuierliche Weiterführung der Behandlung gehen viele wichtige Therapieerfolge im häuslichen Umfeld wieder verloren.

Aber auch Patienten, die so schwere Schäden davongetragen haben, dass sie nicht mehr in ihre frühere Umgebung zurückkehren können, profitieren von der fachkundigen neuropsychologischen Behandlung des Neuropsychologen, beispielsweise in neuen Formen des auch neuropsychologisch betreuten Wohnens. Antrieb für alle Beteiligten sollte immer der nüchterne Sinn für das Erreichbare, eine nie versiegende Hoffnung und vor allem auch der Wille sein, alles in diesem Rahmen Notwendige zu tun.

Häufig gestellte Fragen im Überblick

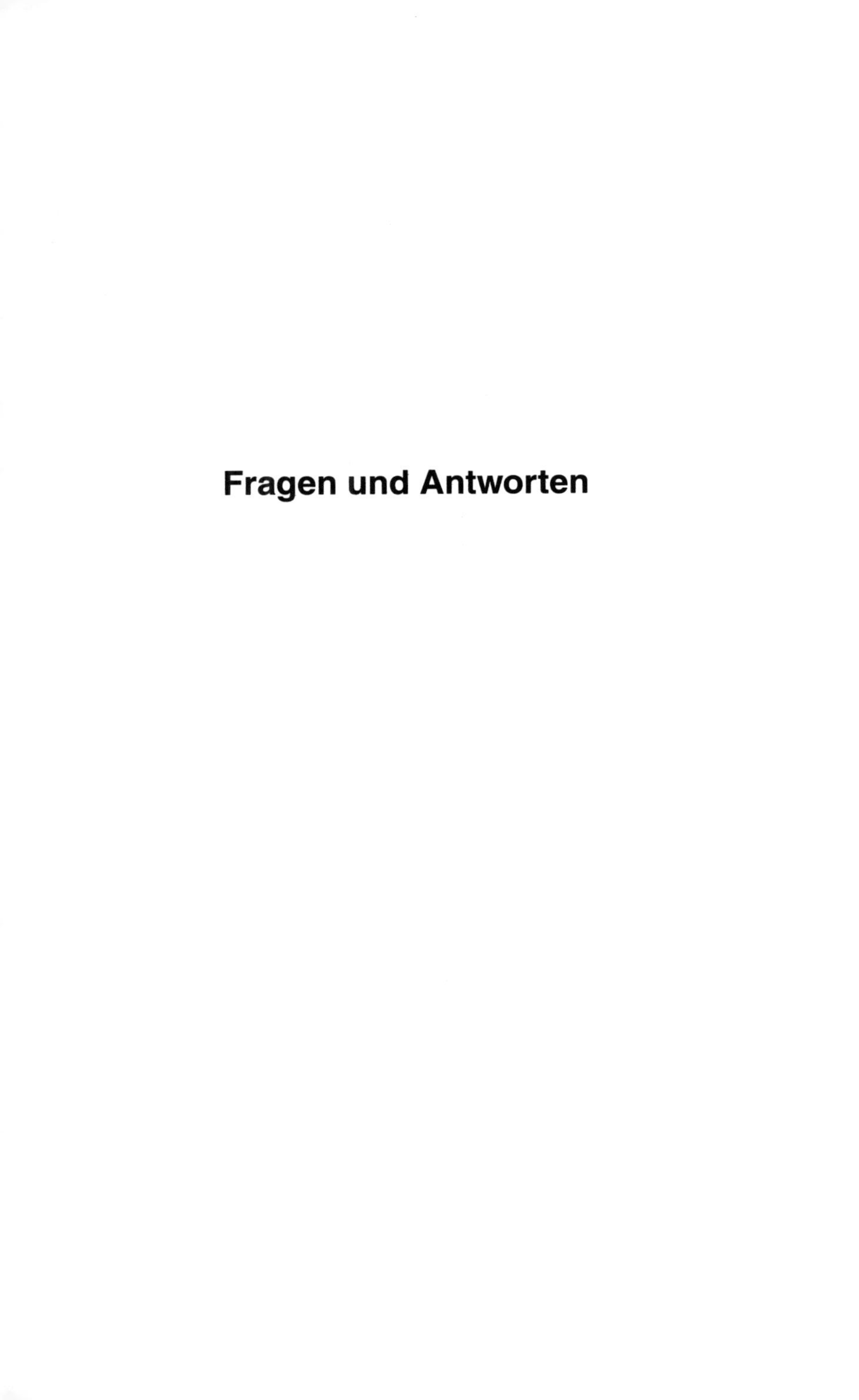

Fragen und Antworten

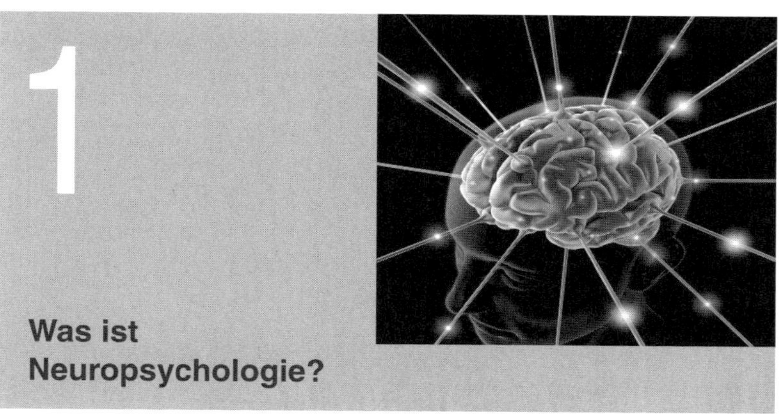

1 Was ist Neuropsychologie?

Die Neuropsychologie ist eine Spezialdisziplin der Psychologie. Sie beschäftigt sich mit den Funktionen des Gehirns. Damit sind einerseits Funktionen wie die Sinneswahrnehmung, die Aufmerksamkeit, die Orientierung, das Gedächtnis, die Planung und Steuerung der Motorik, das Denk- und Sprachvermögen gemeint. Überdies sind jedoch auch die Gefühlswahrnehmung und Gefühlsverarbeitung, die Steuerung des Verhaltens und die Ausgestaltung der individuellen Persönlichkeit von den Hirnfunktionen abhängig bzw. stellen sie Funktionen des Gehirns dar. Störungen dieser Funktionen sind das Betätigungsfeld der klinischen Neuropsychologie. Dabei arbeiten die Neuropsychologen eng mit Neurologen, Psychiatern, Logopäden, Physiotherapeuten und vielen anderen medizinischen Disziplinen zusammen.

Die Domäne der Neuropsychologie ist eine ausgefeilte psychologische Diagnostik. So wird zum Beispiel die Richtigkeit der Sinneswahrnehmungen überprüft. Es werden beispielsweise die Fähigkeiten zur visuellen Wahrnehmung von Wörtern und Zahlen getestet. Es wird überprüft, ob die Sinneseindrücke richtig weiterverarbeitet und mit im Gedächtnis gespeicherten Sinneinheiten in Verbindung gebracht werden können. Schließlich wird überprüft, ob aus rezipierter schriftlicher Information richtige Schlüsse gezogen und das eigene Verhalten darauf abgestimmt werden kann. Die so gewonnenen Erkenntnisse bilden die Grundlage für eine gezielte neuropsychologische Behandlung von Störungen der Hirnfunktion. Auf der Grundlage der Diagnostik wird zum Beispiel die Lesefertigkeit behandelt, oder die Orientierung im Raum wird verbessert. Dafür wurden von Neuropsychologen moderne und wirkungsvolle Therapie-Methoden entwickelt. Die Neuropsychologen beobachten jedoch auch gestörtes und ungehemmtes Sozialverhalten. Oftmals sind den Patienten diese Veränderungen nicht bewusst. Sie fördern die Sensibilität der Patienten für diese sozial sehr beeinträchtigenden Krankheitsfolgen und helfen bei der Veränderung.

Die Neuropsychologie steht also für ein ganzheitliches Behandlungsprinzip von Menschen mit Schäden der Gehirnfunktion. Sie vereint psychologische und medizinische Therapieprinzipien und ist in der Rehabilitation und vor allem auch in der Zeit danach ein unentbehrliches Instrument einer menschenwürdigen Patienten-Betreuung geworden.

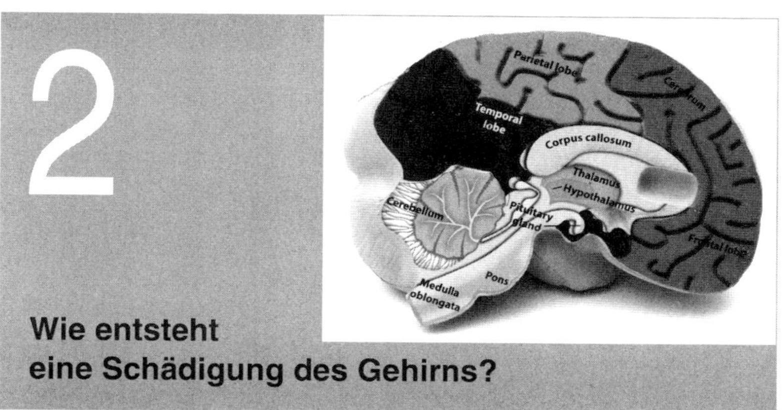

2 Wie entsteht eine Schädigung des Gehirns?

Das Gehirn ist ein sehr empfindliches Organ. Es ernährt sich fast ausschließlich von Glukose, also von Zucker. Jeder Zuckermangel (Hypoglykämie) führt somit sehr rasch zur „Unterernährung“ und ersten Symptomen. Das können Konzentrationsstörungen und Zeichen einer allgemeinen „Nervosität“ sein.

Außerdem reagiert das Gehirn äußerst empfindlich auf Sauerstoffmangel. Das Gehirngewicht beträgt etwa zwei Prozent des Körpergewichtes, doch verbraucht das Gehirn 20 % des Sauerstoffs, den die Lungen aufnehmen. Es ist also ein hochaktives Stoffwechselorgan. Deshalb reagiert unser Gehirn viel empfindlicher auf Sauerstoffmangel als die meisten anderen Organe.

Ein Sauerstoffmangel im Gehirn kann durch einen Kreislaufstillstand bei Herzinfarkt entstehen oder durch eine Blockade der Sauerstoffzufuhr wie etwa beim Ertrinken. Bewusstlosigkeit tritt dann innerhalb von Sekunden ein. Je länger der Sauerstoffmangel anhält, desto mehr Nervenzellen sterben ab und desto gravierender sind dann die Spätfolgen für die Gehirnfunktionen.

Bei Unfällen mit Schädel-Hirn-Verletzung werden die Nervenbahnen im Gehirn und die Hirnsubstanz durch die physikalische Gewalteinwirkung unmittelbar geschädigt. Es kommt zusätzlich zu Blutungen im Gehirngewebe und zur Freisetzung schädigender Stoffwechselprodukte, die weitere Areale der Hirnsubstanz schädigen können. Schon nach Stunden kann das Gehirn stark anschwellen. Im Schädel entsteht dann ein Druck auf das Hirngewebe mit Verschlechterung der Durchblutung und Sauerstoffversorgung des Gehirns, weil Blutgefäße und Gehirnzellen zusammengepresst werden. Spätere Funktionsstörungen sind eng mit den Orten der Schädigungen im Gehirn verbunden.

Bei einem Schlaganfall kommt es zum Verschluss der versorgenden Blutgefäße durch Thrombose (Hirninfarkt) oder zu einer Hirnblutung. Ein Hirninfarkt verursacht durch die Unterbrechung der Blutzufuhr eine Unterversorgung der betroffenen Hirnsubstanz mit Sauerstoff und Glukose. Dauert diese Mangelversorgung länger als wenige Minuten an, beginnen die Hirnzellen (Neuronen) abzusterben. Bei einer Hirnblutung reißt oder platzt ein Blutgefäß zumeist aufgrund von arteriosklerotischen Schädigungen oftmals im Zusammenhang mit Bluthochdruck. Zusätzlich zur Minderversorgung der nachfolgend gelegenen Hirngebiete wirken das ausströmende Blut und andere Stoffwechselprodukte wie bei den Hirnverletzungen schädigend auf die umliegende Hirnsubstanz ein. Auch bei Hirninfarkten und Hirnblutungen sind die geschädigten Funktionen eng mit den betroffenen Hirnarealen verknüpft. Weitere Schädigungen entstehen bei anderen Erkrankungen des Gehirns wie bei Entzündungen des Gehirns (Enzephalitis) oder der Hirnhäute (Meningitis), Multipler Sklerose, Gehirntumoren, Epilepsie und bei notwendigen neuro-chirurgischen Eingriffen.

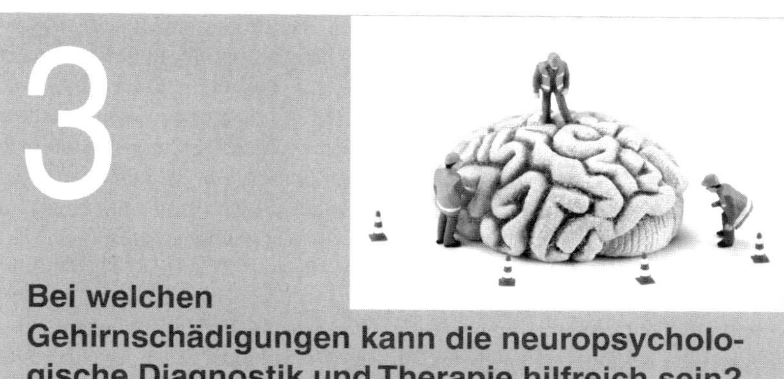

3 Bei welchen Gehirnschädigungen kann die neuropsychologische Diagnostik und Therapie hilfreich sein?

Die neuropsychologische Diagnostik und Therapie kommt bei allen unfall- oder krankheitsbedingten Funktionsstörungen des Gehirns zur Geltung. Gehirnfunktionsstörungen können verursacht sein durch:

- Schädel-Hirn-Verletzungen wie Schädelprellung und Schädelbruch,
- Schlaganfall bzw. Hirn-Infark oder Hirnblutung,
- Dementielle Erkrankungen oder Morbus Parkinson,
- Multiple Sklerose, ALS und andere neurologische Erkrankungen,
- Sauerstoffmangel (bei Herzstillstand, Ertrinken etc.),
- Entzündungen im Gehirn (Enzephalitis, Meningitis),
- Schädigungen und Entwicklungsstörungen in der frühen Kindheit,
- Epilepsie,
- Gehirntumoren, auch gutartige,
- Kontakt mit Giftstoffen,
- Unterzuckerung (Hypoglykämie).

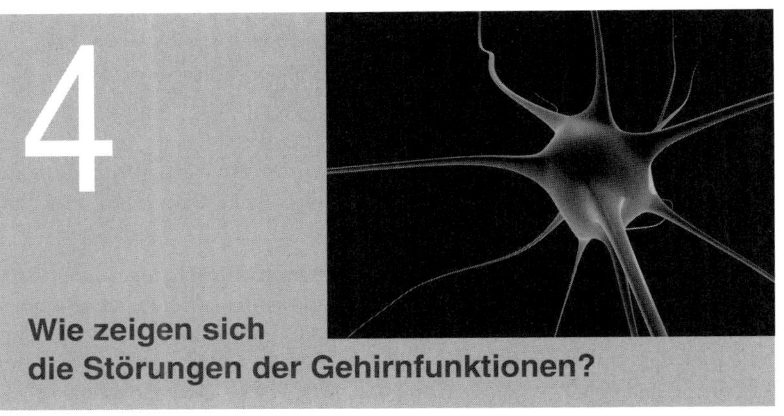

4 Wie zeigen sich die Störungen der Gehirnfunktionen?

Das Gehirn ist das zentrale Steuerungsorgan aller Abläufe in unserem Körper. Normalerweise verrichtet es diese Aufgabe reibungslos im Hintergrund – unspürbar und unsichtbar für uns selbst und für die Umgebung. Umso mehr verstört deshalb jede Fehlfunktion dieser Zentralsteuerung die betroffenen Menschen und die Symptome können auf die Patienten selbst und die Angehörigen fremd und beängstigend wirken.

Wie bei den zugrunde liegenden Gehirnschädigungen beschrieben, sind die Gehirnfunktionsstörungen oft eng mit den betroffenen Hirnarealen verbunden. Schädigungen des motorischen Kortex führen zu Lähmungserscheinungen in Armen, Beinen, Händen und Füssen. Schädigungen des sensorischen Kortex führen zu beeinträchtigtem Empfindungsvermögen und zu Beeinträchtigungen in den verschiedenen Sinneskanälen. Schädigungen in Hirnarealen, die der Sprachverarbeitung oder den Gedächtnisfunktionen dienen, ziehen Sprach- oder Gedächtnisstörungen nach sich. Bei Beschädigung des Stirnhirns sind oft die Planungsfähigkeit des eigenen Verhaltens, die soziale Kompetenz und die Persönlichkeit betroffen. Über diesen engen Zusammenhang hinaus haben Schädigungen grundlegender Funktionen wie der Aufmerksamkeit und der Sinneswahrnehmung Auswirkungen auf die höheren Funktionen der bewussten sprachlichen und visuell-räumlichen Informationsverarbeitung. Zudem können relativ kleine aber zentrale Substanzstörungen weit reichende oder diffuse Funktionsstörungen nach sich ziehen.

Ferner kommt es oft vor, dass die betroffenen Patienten die schweren Fehlfunktionen selbst nicht wahrnehmen können. Diese „Blindheit“ für die eigenen Krankheitssymptome (Anosognosie) entsteht, weil es keine höhere Schaltstelle als unser Gehirn und keine nachgeordnete Kontrolle gibt. Zusätzlich zu den von Außenstehenden klar erkennbaren Beeinträchtigungen fehlt den Patienten dann die Registrierungs- und Verarbeitungsstelle für fehlerhafte Informationsverarbeitung. So kann einem Patienten die Wahrnehmung für die linke Hälfte des vor ihm liegenden Raumes fehlen, ohne dass er sich dessen bewusst ist. Diese Menschen stoßen dann häufig an Türen und Türrahmen und müssen vor der eigentlichen Behandlung erst lernen, dass sie diese Beeinträchtigung haben. Bei anderen Patienten ist die Körperwahrnehmung gestört, so dass ihnen der eigene Arm oder das eigene Bein fremd und dem eigenen Körper nicht zugehörig erscheinen.

Leiden Patienten bei intakter Aufmerksamkeit unter schweren Gedächtnisstörungen können sie wie gewohnt alle Informationen registrieren, aufschreiben und sich darüber unterhalten. Nach einigen Minuten jedoch, wenn der „Arbeitsspeicher“ vorübergehend einen anderen Inhalt hatte, ist alles zuvor Besprochene und Erlebte vergessen und wie ausgelöscht. Den betroffenen Patienten kann ein Zeitungsartikel kurze Zeit nach der Lektüre wieder völlig neu und interessant erscheinen. Menschen mit dieser schweren Beeinträchtigung sind fraglos auf Hilfe und Pflege angewiesen. Sie können nicht mehr für sich sorgen und können die Verantwortung für ihr Leben nicht mehr übernehmen.

Die Funktionsbeeinträchtigungen des Gehirns betreffen in der Regel die gesamte Persönlichkeit eines Menschen. Sie führen zu Veränderungen seines Verhaltens, Erlebens und seines Charakters, von denen wiederum auch die soziale Umgebung eines Patienten in hohem Maße betroffen ist.

Es ist vornehmlich Aufgabe der klinischen Neuropsychologie, Art und Ausmaß aller Funktionseinschränkungen des Gehirns festzustellen und den betroffenen Menschen und ihren Angehörigen Therapie-, Kompensations- und andere Hilfsangebote zu machen.

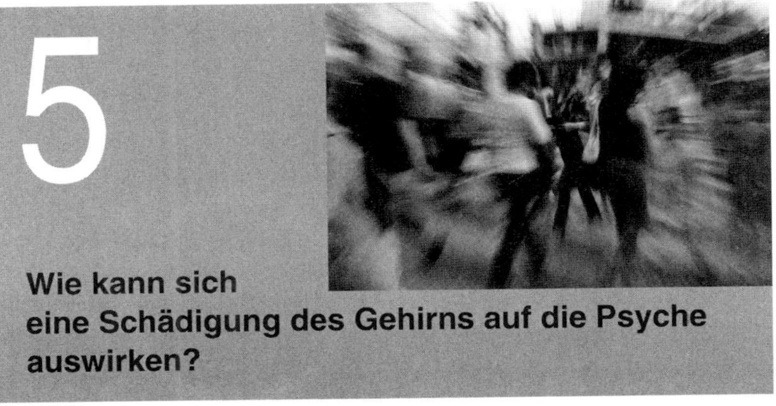

5 Wie kann sich eine Schädigung des Gehirns auf die Psyche auswirken?

Das Gehirn ist das zentrale Organ von Wahrnehmung, Körperkoordination, Denken, Fühlen und Persönlichkeit. Entsprechend wirken sich Schädigungen des Gehirns in mannigfaltigen Störungen aus. Dabei kann eine eindeutige Trennung von einerseits Wahrnehmungs- und Informationsverarbeitungsstörungen und andererseits psychischen Störungen wie Depressivität, gestörter Impulsivität und veränderten Persönlichkeitseigenschaften nicht aufrecht erhalten werden.

Störungen der Aufmerksamkeitsfunktion und der Wahrnehmung wirken sich sowohl auf die kognitiven Funktionen des Denkvermögens, der Informationsverarbeitung und -speicherung als auch auf die Kommunikation, die soziale Kompetenz und in der Folge auf die Motivation und den Antrieb aus. Es ist augenscheinlich, dass das Unvermögen, sich an die eigene Person und Geschichte zu erinnern, oder die Unfähigkeit, selbst nahe stehende Personen zu erkennen, gravierende psychische und soziale Folgen hat. Ebenso steht es mit Störungen der sprachlichen und visuell-räumlichen Informationsverarbeitung. Die eingeschränkten Funktionen haben Auswirkungen auf die innerpsychische Gefühlsverarbeitung und Motivation und auf die soziale Kompetenz und Kommunikation.

Zusätzlich zu diesen psychischen Folgen bei Vorhandensein anderer Hirnfunktionsstörungen können Schädigungen des Gehirns auch direkt die Gefühlswahrnehmung und -verarbeitung sowie die Persönlichkeit betreffen. Bei Schädigungen des Gehirns können zwanghaftes Lachen oder Weinen auftreten, ohne dass der entsprechende psychische Gefühlszustand vorliegt. Es können rein organisch bedingte Störungen der Gefühlsverarbeitung wie Depressivität, Ängstlichkeit und Apathie vorliegen. Es können irritierende Veränderungen der Steuerung des Sozialverhaltens, ungebremste sexuelle und aggressive Impulsivität und Veränderungen der Persönlichkeit unabhängig von anderen Hirnfunktionsstörungen auftreten. Oftmals wirken diese Veränderungen nach Erkrankungen des Gehirns viel befremdlicher und für das soziale Umfeld sehr belastend, wenn sie isoliert ohne andere Funktionsstörungen auftreten.

Direkter ausgedrückt müssen Patienten oft feststellen, dass sie gereizter geworden sind und sich bereits über Kleinigkeiten aufregen. Sie sind geräuschempfindlicher oder reagieren in schwierigen Situationen eher nervös und ängstlicher als früher. Impulsives und verbal und auch körperlich aggressives Verhalten, das vor der Erkrankung nicht vorhanden war, kann plötzlich an der Tagesordnung sein. Es kann auch sein, dass die Patienten sich oft zurückziehen, häufig „herumhängen", zu nichts Lust haben und schwer „in die Gänge" kommen.

Dies belastet natürlich den Umgang mit Angehörigen und Freunden. Ein besonderes Problem besteht darin, dass diese Verhaltensänderungen unter Umständen von den Betroffenen selbst nicht erkannt werden. Entsprechend besteht für sie kein Grund, an diesen Verhaltensänderungen zu arbeiten und sie – bzw. sich – besser in den Griff zu bekommen. „Die anderen sind doch schuld!" „Die anderen haben sich verändert; ich reagiere nur darauf." Auch das mag sein. Für eine Verbesserung der Situation müssen jedoch auch die Patienten die neuen Schwierigkeiten wahrnehmen können. Neuropsychologische Therapie schließt hier gruppentherapeutische Verfahren ein. Der Austausch mit Menschen, die ebenfalls von einer Hirnschädigung betroffen sind, öffnet in der Regel die Augen auch für die eigenen Schwierigkeiten. Damit wird erst ermöglicht, unter fachlicher Anleitung an den Dingen zu arbeiten, die sich seit dem Schicksalsschlag verändert haben.

Manchmal werden Schwierigkeiten durch die Patienten aber auch überschätzt. Sie trauen sich nichts mehr zu, glauben, dass alles doch keinen Sinn mehr hat. Sie fühlen sich schwach, niedergeschlagen und abhängig und resignieren. Diese Gefühle können eine Folge der Hirnschädigung sein, häufig sind sie aber auch Ausdruck dafür, dass das Unglück noch nicht verarbeitet ist. Darüber sollte gesprochen werden! Mit nahen Verwandten, mit guten Freunden und mit dem Neuropsychologen. Auf keinen Fall sollte man sich sozial abkapseln und denken, man sei nichts mehr wert. Jeder Mensch kann, wenn er will, trotz allem sich neue Fähigkeiten erarbeiten, seinen Wert für andere entdecken und neue Lebensfreude finden.

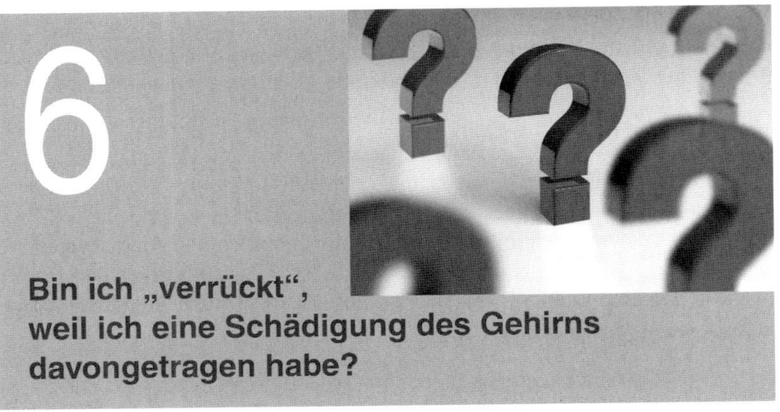

6 Bin ich „verrückt", weil ich eine Schädigung des Gehirns davongetragen habe?

Keinesfalls! Störungen der Gehirnfunktionen können zwar zu Verhaltensweisen führen, die für die Menschen des unmittelbaren Umfeldes nicht immer leicht zu verstehen sind, mit „Verrücktheit" hat das aber nichts zu tun.

Die Symptome beeinträchtigter Hirnfunktionen können die betroffenen Patienten und ihre Angehörigen außerordentlich verstören. Das kommt daher, weil unser zentrales Steuerungsorgan, das Gehirn, normalerweise reibungslos funktioniert und wir beispielsweise einen Bleistift als Bleistift mühelos erkennen und benennen können. Auch erkennen wir unsere vertraute Umgebung tatsächlich als vertraut und nicht als fremd. Wenn solch relativ einfache Wahrnehmungen nicht mehr gelingen, kann es vorkommen, dass ein Patient die Welt nicht mehr versteht und sich selbst nichts mehr erklären kann. Dadurch treten bei vielen Patienten Gefühle der Überforderung, Hilflosigkeit, Depression und Verzweiflung auf, die ihn zu seinen körperlichen Einschränkungen noch zusätzlich belasten.

Mit all diesen Veränderungen werden auch die Angehörigen konfrontiert. Das veränderte Wesen des Ehepartners, des Sohnes oder der Tochter führt auch bei den Angehörigen zu Unsicherheit und Ratlosigkeit. Der Neuropsychologe macht den Patienten und ihren Angehörigen jedoch die Ursachen der ungewöhnlichen Eindrücke und Symptome verständlich. Damit wird die für alle Beteiligten quälende Verständnislosigkeit verringert.

Durch die Schulung im Umgang mit den Beeinträchtigungen und der veränderten Wesensart weicht in der neuropsychologischen Therapie zusehends die unerklärliche und bedrohliche Fremdheit der Symptome. Stattdessen wird ein konstruktiver Umgang mit den Ausfällen und den geänderten Verhaltensweisen ermöglicht. Die Neuropsychologen unterstützen mittel- bis langfristig eine „Versöhnung“ der Patienten mit der eigenen Person und der eigenen, veränderten Rolle. Die Angehörigen wiederum werden in die Lage versetzt, die geliebte Person neu und manchmal tiefer als zuvor kennenzulernen.

Oftmals werden erst in diesem Prozess der Wiederannäherung Ansätze der verschüttet oder verloren geglaubten Gewohnheiten und Haltungen eines geliebten Menschen wieder gemeinsam entdeckt. Immer muss jedoch ein neues Lebenskonzept und ein neuer Sinn im Leben gefunden werden. Dieser Prozess gleicht einem großen Puzzle, in dem die Patienten und Angehörigen die zerbrochene oder plötzlich „verrückte“ Welt gemeinsam sortieren und wieder in ein sinnvolles Licht rücken. Der schicksalhaft erlittene Lebensumbruch kann so verarbeitet werden.

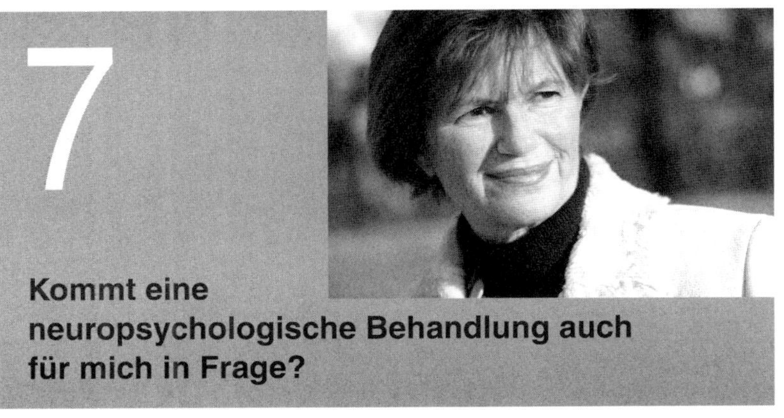

7 Kommt eine neuropsychologische Behandlung auch für mich in Frage?

Eine neuropsychologische Behandlung sollte für alle Menschen mit einer Hirnschädigung zur Verfügung stehen. Das heißt, sowohl Menschen mit angeborenen Funktionsstörungen als auch denjenigen, die erst im Verlauf ihres Lebens verletzungs- oder krankheitsbedingte Schädigungen ihres Gehirns erleiden, sollte die neuropsychologische Diagnostik und Therapie zu keinem Zeitpunkt vorenthalten werden. Dabei kann man generell sagen: Die Chancen für eine Verbesserung der Symptome sind umso größer, je früher die neuropsychologische Behandlung nach einem schädigenden Ereignis beginnt.

Menschen mit hirnorganischen Störungen, die unbedingt neuropsychologisch behandelt werden sollten, lassen sich in drei Gruppen unterteilen:

Patienten mit Gehirnverletzungen, sei es durch Unfälle oder andere Formen der Gewalteinwirkung auf den Schädelknochen, Patienten mit Hirnschädigungen aufgrund einer Erkrankung sowie Kinder und Heranwachsende mit Entwicklungsstörungen des Gehirns. Hierzu gehören auch manche Kinder und Jugendliche mit einem Aufmerksamkeits-Defizit-Hyperaktivitäts-Syndrom (ADHS), das oft auch bei Erwachsenen noch festgestellt werden kann.

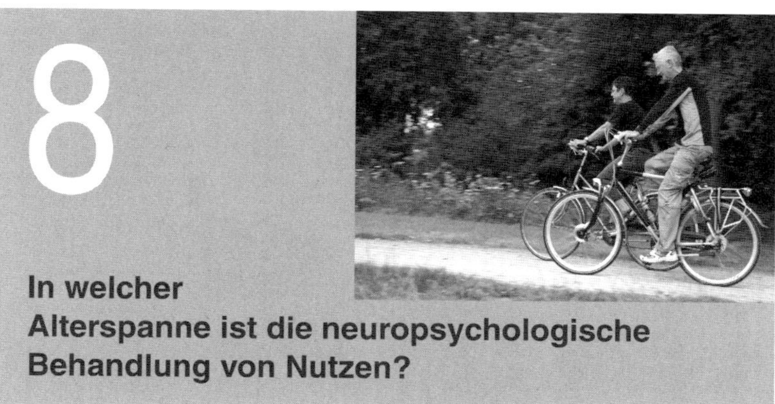

8 In welcher Alterspanne ist die neuropsychologische Behandlung von Nutzen?

Eine Altersbegrenzung vom Kindes- bis zum hohen Erwachsenenalter gibt es für die neuropsychologische Behandlung nicht. Bei älteren Menschen spielen allerdings eher krankheitsbedingte Funktionsstörungen – etwa nach Schlaganfall oder bei Alzheimer-Demenz – eine Rolle, Kinder und Jugendliche erleiden häufiger Unfälle. Unter den etwa 275.000 Menschen, die pro Jahr in Deutschland eine Schädel-Hirn-Verletzung erleiden, sind 28 % Kinder und Jugendliche unter 16 Jahren.

Die neuropsychologische Diagnostik und Therapie hilft sowohl älteren als auch jüngeren Patienten. Der Neuropsychologe stellt selbst diskrete Funktionsstörungen fest und deckt deren Zusammenhang zu vorübergehenden oder auch bleibenden Schädigungen des Gehirns auf. Prognosen und Therapieprogramme werden altersentsprechend aus dem persönlichen Umfeld des Patienten abgeleitet. Bei älteren Patienten ermöglicht die Neuropsychologie die Unterscheidung zwischen den gutartigen, altersbedingten und den krankheitsbedingten Funktionsveränderungen. Insbesondere wird der Tatsache, dass das Gehirn von Kindern- und Jugendlichen Schäden besser kompensieren kann als das Gehirn von Erwachsenen, in der Ausbildung zum Neuropsychologen besonders Rechnung getragen.

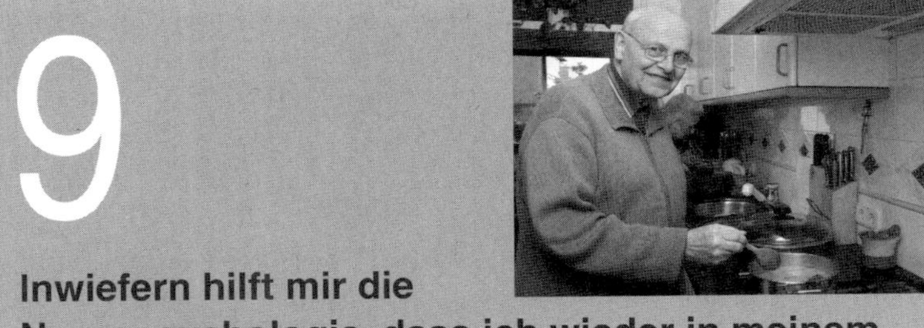

9 Inwiefern hilft mir die Neuropsychologie, dass ich wieder in meinem Beruf arbeiten oder zumindest mein alltägliches Leben wieder selbstständig bewältigen kann?

Mehrere internationale Untersuchungen an Menschen mit einer Gehirnschädigung haben ergeben, dass nur ein Drittel der Patienten mit einer Hirnfunktionsstörung nach einem herkömmlichen Rehabilitationsprogramm die vorherige Arbeit wieder aufnehmen konnte. Einer erfolgreichen sozialen Wiedereingliederung standen dabei oft weniger die körperlichen Beeinträchtigungen im Wege als vielmehr Störungen im Bereich der geistigen Leistungsfähigkeit, des Gefühlslebens und des Sozialverhaltens.

Dies ist die Domäne der Neuropsychologie. Der Neuropsychologe kann das Leistungsprofil und die psychische Problematik eines Patienten mit seinem beruflichen und sozialen Anforderungsprofil vergleichen und beides durch gezielte Maßnahmen einander annähern. Aus der neuropsychologischen Diagnostik lassen sich wertvolle Empfehlungen für Arbeitgeber, Vorgesetzte, Berufsberater und Erzieher ableiten, um die Betroffenen wieder besser in das Arbeitsumfeld oder in Schule und Studium integrieren zu können.

Der Neuropsychologe fördert und unterstützt die geistigen und seelischen Funktionen, die der Betroffene braucht, um wieder beruflich tätig werden zu können. Er kann Möglichkeiten aufzeigen, wie dem Patienten durch technische Hilfsmittel, durch Umgestaltung des Arbeitsplatzes und des Arbeitsumfeldes und durch rechtzeitige Pausen geholfen werden kann. Besonders wichtig ist vor allem, dass der Neuropsychologe den Patienten Geduld und Zuversicht vermittelt und ihnen hilft, die vorhandenen Fähigkeiten zu erkennen und besser zu nutzen.

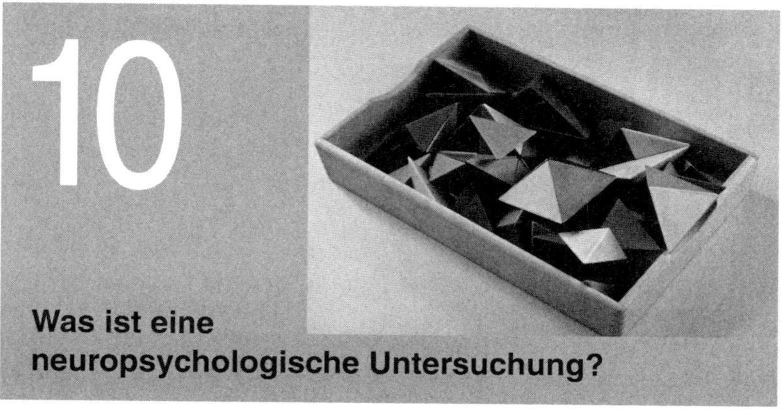

10 Was ist eine neuropsychologische Untersuchung?

Am Beginn jeder Behandlung steht die Diagnose. Dieser Leitsatz aus der Medizin gilt auch für die Neuropsychologie.

In den ersten Sitzungen einer neuropsychologischen Behandlung findet mittels der neuropsychologischen Untersuchung (auch Testung und testpsychologische Untersuchung genannt) eine genaue Bestandsaufnahme statt, was ein Patient noch kann oder nicht mehr kann. Dabei werden sowohl standardisierte Testverfahren mit Alters- und Geschlechtsnormen zur Einordnung der individuellen Leistungen (z.B. wie bei einem Cholesterinwert) aber auch ganz individuell auf die Situation des einzelnen Patienten zugeschnittene hypothesengeleitete Testverfahren eingesetzt. In der neuropsychologischen Untersuchung werden die verschiedenen Funktionsbereiche des Gehirns wie die Sinneswahrnehmung, die Bewegungskoordination, die Aufmerksamkeit, Gedächtnis und Lernfähigkeit, das Planungs- und Problemlösungsverhalten, das Denk- und Sprachvermögen, die Gefühlsverarbeitung und die Persönlichkeitseigenschaften systematisch untersucht. Eine solche Untersuchung dauert in der Regel mehrere Stunden, oft über zwei oder mehr Termine verteilt.

Dabei sitzt der Neuropsychologe mit dem Patienten an einem Tisch oder neben dem Bett, sofern der zu Untersuchende noch bettlägerig ist. Der Neuropsychologe braucht für seine Arbeit keine Nadeln, keine Elektroden noch sonst irgendein schmerzhaftes Werkzeug. Seine Untersuchungsmethoden sind – wie Fachleute sagen – „nicht invasiv“. Bei der Untersuchung der Wahrnehmungsfunktionen zeigt der Neuropsychologe Gegenstände, Bilder, Symbole oder Wörter und bittet den Patienten, seine Wahrnehmung zu benennen. Eine Testung des Gedächtnisses besteht in der Regel darin, dass dem Patienten eine Liste von Wörtern oder eine Reihe von Gegenständen dargeboten wird. Er wird gebeten, sich die Wörter oder Gegenstände zu merken und anschließend im freien Abruf wieder zu geben. Wird dieser Vorgang wiederholt, erhält man neben der unmittelbaren Merkspanne auch Auskunft über die Lernfähigkeit und über längerfristiges Behalten. Eine Untersuchung des Problemlösens und des Denkvermögens (Intelligenz) erfolgt in der Regel mit Aufgaben auf Aufgabenblättern. Der Neuropsychologe gibt dabei die Instruktionen zu den einzelnen Aufgaben in standardisierter Form vor und überwacht die Einhaltung der Bearbeitungsregeln und die zur Verfügung stehende Lösungszeit. Untersuchungen der Psychomotorik, Reaktionsgeschwindigkeit und der Aufmerksamkeitsfunktionen (geteilte Aufmerksamkeit, selektive Aufmerksamkeit etc.) erfolgen häufig mithilfe von Computerprogrammen. Hierbei sollen die Patienten auf zuvor definierte Stimuli schnell reagieren – bzw. auf andere Stimuli gezielt nicht reagieren.

Bevor also die Therapie bestimmter Funktionsbereiche wie Gedächtnis, Aufmerksamkeit oder Handlungssteuerung beginnt, ermittelt der Neuropsychologe ein Leistungs- und Verhaltensprofil des individuellen Patienten. Vor allem werden auch die noch verbliebenen, meist zahlreichen Fähigkeiten erfasst und dargestellt. Auf diese Befunde stützen sich Ärzte, Sozialarbeiter, Erzieher, Sprechtherapeuten, Krankenpflegepersonal und viele andere Helfer. Auf der Basis dieser testdiagnostischen Untersuchungen wird schließlich das Therapieprogramm erstellt.

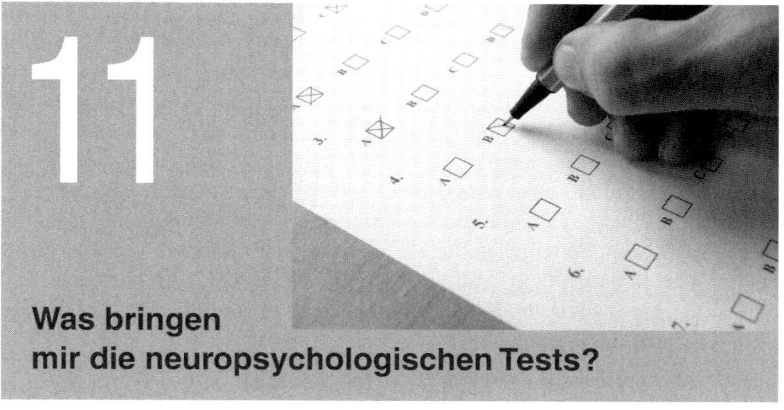

11 Was bringen mir die neuropsychologischen Tests?

Neben zahlreichen Fragen zur Krankengeschichte sowie der aktuellen und früheren Situation eines Patienten werden in den ersten Sitzungen einer neuropsychologischen Behandlung viele Testuntersuchungen durchgeführt. Mit ihnen stellt der Neuropsychologe mögliche Störungen des Gedächtnisses, der Wahrnehmung, der Gefühlsverarbeitung oder das veränderte Verhalten eines Patienten seinen Mitmenschen gegenüber fest.

Oft ermöglicht es erstmals diese neuropsychologische Erstuntersuchung, die psychischen Funktionsstörungen eines Patienten, die durch die Hirnschädigung verursacht sind, aufzuklären und in ihrem Ausmaß richtig zu erfassen. Die neuropsychologischen Tests geben Auskunft darüber, welche Gehirnfunktionen beeinträchtigt und welche noch intakt sind. Was kann der Patient noch? Was kann er ausgleichen? Was kann er nicht mehr? Die neuropsychologischen Tests bringen sehr klar ans Licht, wie durch die Gehirnschädigung Denken und Verhalten eines Menschen beeinflusst werden. Wie lang kann sich ein Patient auf eine Aufgabe konzentrieren? Unter welchen Bedingungen schafft er eine Aufgabe und unter welchen Bedingungen schafft er sie nicht? Inwiefern überlagern emotionale oder psychologische Faktoren das neurologische Störungsbild? Für manche Patienten ist diese Untersuchung belastend, da sie unter Umständen viel direkter und deutlicher als im Alltag mit ihren Einschränkungen konfrontiert werden. Die meisten Patienten begrüßen jedoch die neuropsychologische Diagnostik. Sie fühlen sich durch die genaue Untersuchung ernst genommen und oft erstmals verstanden. Erst durch die Untersuchung beginnen auch viele Patienten zu verstehen, warum im Alltag so irritierende Probleme und Ausfälle auftreten. Während dieser Erstdiagnostik ist die psychologische Kompetenz der Neuropsychologen notwendige Bedingung. Sie ermöglicht es, in idealer Weise Gespräche zu führen. Sind die

Patienten durch die Diagnostik belastet oder über die klare Darstellung der Einbussen gar erschrocken, kann der Neuropsychologe emotional begleiten und fachgerecht aufklären. Die Patienten gewinnen durch die fachgerechte Erklärung der Funktionseinschränkungen in der Regel wieder an Selbstwert und Selbstvertrauen und sagen schließlich: Jetzt erst recht!

Es ist jedoch wichtig, auch die Grenzen der Aussagekraft zu kennen. Die Tests allein schreiben keine Prognose, kein Schicksal und keine Behandlungsform vor. Die Aussagekraft der Testuntersuchungen ist trotz aller Genauigkeit begrenzt und bedarf für die weitere Prognose und Behandlungsplanung spezifischer neuropsychologischer Expertise der genauen Befragung der Betroffenen und der Beobachtung des Verhaltens während der Testbearbeitung. Auch wenn Testuntersuchungen im neuropsychologischen Labor die Fähigkeiten und Defizite eines Patienten genau abbilden können: Sie beantworten nicht die Fragen, was vordringlich behandelt werden sollte und wie es behandelt werden muss. Zum Beispiel verändert eine Störung des räumlichen Vorstellungsvermögens und der räumlichen Informationsverarbeitung die Lebensgestaltung eines Zeichners, Technikers oder Hobbybastlers grundlegend, während Kaufleute, Erzieher oder „Leseratten“ davon in Beruf oder Freizeit vergleichsweise weniger eingeschränkt werden. Darüber hinaus hängen die Auswirkungen der Störungen auch davon ab, wie der Betroffene sie bewertet. Bei vergleichbarer Ausprägung einer Störung sieht die Therapie verschieden aus, wenn jemand seine Probleme unterschätzt, wenn er sie realistisch sieht, oder wenn er aufgibt oder sogar glaubt, für andere wertlos geworden zu sein.

Kurzum: Testergebnisse helfen den Patienten und dem Behandlungsteam, die beeinträchtigten Funktionen zu identifizieren und gemeinsam relativ zu den beruflichen und sozialen Anforderungen zu gewichten. Sie lassen nur dann eine sinnvolle Aussage über Probleme und mögliche neuropsychologische Behandlungsformen zu, wenn dies auf der Basis einer qualifizierten psychologischen Gesamtbetrachtung der Persönlichkeit und Lebenssituation eines Menschen geschieht.

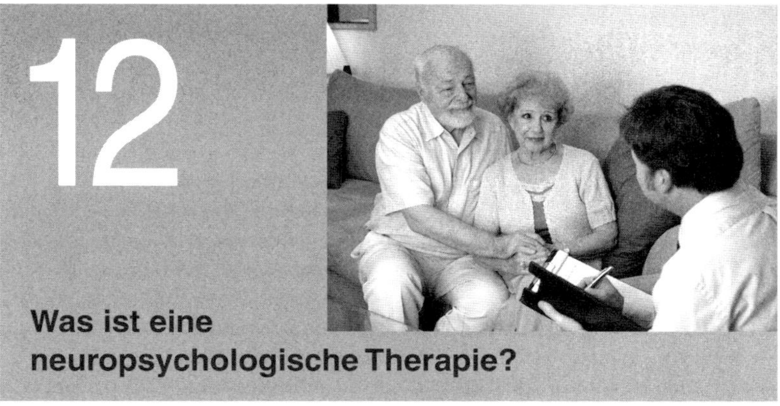

12 Was ist eine neuropsychologische Therapie?

Neuropsychologische Therapien oder Behandlungen können sehr unterschiedlich aussehen. Eine neuropsychologische Therapie setzt immer am Leistungsprofil und an der aktuell vorliegenden Verhaltenssteuerung des individuellen Patienten an. Ein für alle Patienten anwendbares „Hirnleistungstraining" gibt es nicht. Der Begriff der „Hirnleistungstrainings" ist auch viel zu allgemein, schon das Beugen eines Zeigefingers ist eine Hirnleistung. Das Spektrum der Patienten mit Störungen der Hirnfunktionen reicht von schwer bewusstseinseingetrübten Patienten, die keinen Kontakt zur Außenwelt aufbauen können über Patienten mit umgrenzten Funktionsstörungen wie Wahrnehmungs- und Aufmerksamkeitsstörungen, Gedächtnis- und Sprachstörungen bis hin zu Patienten mit psychischen Störungen wie Schizophrenie und Depression, bei denen neuropsychologische Symptome zum Krankheitsbild gehören. Zusätzlich zu den so unterschiedlichen Krankheitsbildern muss die Lebenssituation des Patienten berücksichtigt werden. Die Rehabilitation eines Feinmechanikers mit einer Aufmerksamkeitsstörung steht unter anderen Bedingungen als die eines Berufskraftfahrers mit einer Beeinträchtigung der Aufmerksamkeit. Überdies ist es oft für die weitere Therapieplanung entscheidend, ob der Patient ein familiäres Unterstützungsnetz um sich hat, oder allein stehend ist.

Entsprechend vielfältig sind die neuropsychologischen Behandlungen. Die neuropsychologische Therapie mit schwer beeinträchtigten Patienten, die nach der medizinischen Akutversorgung weiterhin bewusstseinsgetrübt sind, unterstützt mit gezielten und vielfältigen Anregungen und Stimulationsverfahren die Kontaktaufnahme mit dem Patienten. Hier müssen zuerst ganz basale Lebensfunktionen wie Schlucken, Essen, Trinken, Sprechen und Greifbewegungen wieder systematisch gelernt und aufgebaut werden.

Die Behandlung von Patienten mit umschriebenen Beeinträchtigungen der Hirnfunktionen besteht zuerst in der Interpretation und Gewichtung des testpsychologischen Leistungs- und Verhaltensprofils in Hinblick auf die berufliche und soziale Wiedereingliederung. Gemeinsam mit dem Patienten und den Angehörigen werden Therapieziele diskutiert und vereinbart. Der Neuropsychologe klärt über Möglichkeiten der Wiederherstellung z. B. der beeinträchtigten Aufmerksamkeit oder Gedächtnisfunktion durch so genannte restitutive Behandlungsmethoden auf. Er stellt Möglichkeiten der Unterstützung durch einfache Maßnahmen wie Herstellung einer reizarmen Umgebung und rechtzeitige Einhaltung von Pausen sowie Hilfsmittel wie Notizblöcke oder Memo-Computer vor. Schließlich werden die Patienten und Angehörigen über die Art der Symptomatik, mögliche psychische Begleitsymptome wie Depressivität und Reizbarkeit aufgeklärt. Der Neuropsychologe vermittelt Strategien, wie mit der veränderten Situation und den irritierenden Symptomen umgegangen werden kann und wie zusätzliche belastende Konflikte bewältigt werden können.

Die Einheiten zur Wiederherstellung beeinträchtigter Funktionen umfassen Methoden, die durch Wiederholung das Gehirn anregen, entweder Nervenverbindungen wieder aufzubauen oder andere Hirnbereiche und Hirnfunktionen für die ausgefallenen Funktionen unterstützend heranzuziehen. So werden Aufmerksamkeitsfunktionen und Gedächtnis durch immer wiederholte Reizvorlagen und Übungen behandelt, auf die zum Beispiel am Computer im richtigen Moment reagiert werden muss. Auf diese Weise können Gesichtsfeldausfälle, verlangsamte Reaktionen und verloren gegangene motorische Fertigkeiten wieder aufgebaut und verbessert werden. Auf diese Weise erzielte Erfolge können auf die speziell behandelte Funktion beschränkt bleiben. Andere wieder erlernte oder verbesserte Funktionen unterstützen Alltagsfertigkeiten und können die Übernahme wichtiger Aufgaben für den Beruf und den sozialen Austausch ermöglichen oder verbessern.

Neben den Techniken zur Wiederherstellung der beeinträchtigten Funktionen werden in der neuropsychologischen Therapie vielfältige Möglichkeiten erarbeitet, die die beeinträchtigten Funktionen unterstützen oder ersetzen. Damit werden die Funktionen nicht wieder hergestellt, die Beeinträchtigungen werden jedoch großenteils kompensiert. So werden in der Therapie einfache technische Hilfsmittel wie Notizblöcke neben dem Telefon oder tragbare Memo-Computer vorgestellt – oder das Handy wird als äußere Unterstützung und Erinnerungshilfe herangezogen. Der auf die individuelle Symptomatik zugeschnittene Einsatz solcher Hilfsmittel wird dem Patienten und oft auch den Angehörigen vermittelt. Ferner werden effektive Mnemo-Techniken zur Unterstützung des Gedächtnisses erarbeitet. Gleichermaßen werden alle Möglichkeiten genutzt, das individuelle Umfeld so zu gestalten, dass ein Patient trotz Handicap maximal selbstständig sein kann. Beispielsweise werden bei Aufmerksamkeitsstörungen störende Lärmkulissen und ein Übermaß an optischen Reizen abgeschirmt. Durch bedarfsgerecht gelegte Arbeitspausen werden chronischer Überlastung und Kopfschmerzen vorgebeugt. Techniken der Stressbewältigung und Selbstmotivation werden eingesetzt, um die Patienten in ihrer Alltagsbewältigung zu unterstützen. Die psychische Führung und Unterstützung durch den Therapeuten in der neuropsychologischen Behandlung verringert Panik und Verzweiflung in Situationen, in denen die gewünschte Selbstständigkeit nicht aufrechterhalten werden kann. Es werden Lerneinheiten angeboten, aggressives Verhalten besser kontrollieren zu können. Die Erfahrung der Neuropsychologen hilft den Patienten und Angehörigen, Mut und Zuversicht für die oft notwendigen Lebensumstellungen zu finden.

Die neuropsychologische Therapie umfasst also sowohl Wiederherstellung und Kompensation von Funktionseinbussen, Beobachtung und psychologische Therapie von Verhaltens- und affektiven Störungen als auch die Einbeziehung von Angehörigen, die Förderung der sozialen Integration und die Ermöglichung bzw. die Verbesserung der beruflichen Reintegration.

Die Therapie findet überwiegend in Einzelsitzungen statt, aber auch Gruppenprogramme haben sich als sehr hilfreich erwiesen. Andere Patienten können oft viel direkter als der Therapeut die schmerzlichen Fähigkeitsverluste ansprechen. Außerdem hilft den meisten Betroffenen das Gefühl, nicht allein mit ihrem Schicksal zu sein.

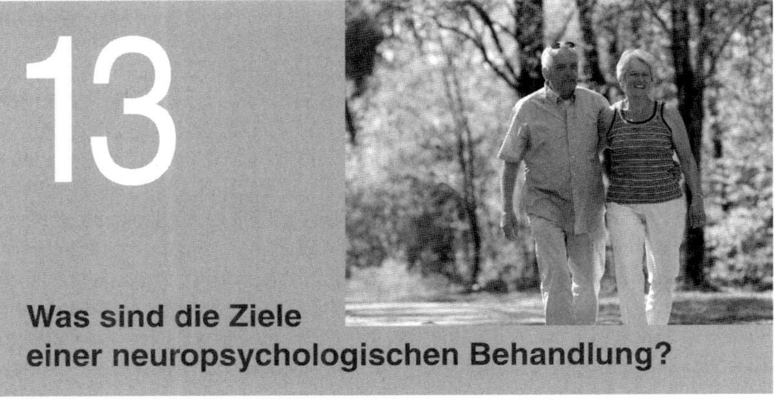

13 Was sind die Ziele einer neuropsychologischen Behandlung?

Die Therapieziele einer neuropsychologischen Behandlung hängen naturgemäß von der Schwere der Gehirnschädigung bzw. dem Ausmaß der Beeinträchtigungen ab. Je nachdem reichen die Ziele von der Einübung relativ einfacher Fertigkeiten des alltäglichen Lebens bis hin zur Erhöhung der Lebensfreude der Betroffenen durch (Wieder-)Erlernen komplexer Handlungsabläufe, die für den gehirngeschädigten Menschen von großer persönlicher Bedeutung sind.

Wichtigstes Therapieziel einer neuropsychologischen Therapie ist jedoch zumeist die Wiederherstellung der Arbeitsfähigkeit eines Menschen mit Hirnschädigung. Hierbei hängen die Ziele vom vorherigen Leistungsstand, den beruflichen Leistungsanforderungen, möglichen Anpassungen und dem Ausmaß an Unterstützung sowie von der Motivation des Patienten ab. Unter günstigen Bedingungen, bei Unterstützung durch den Arbeitgeber, die Familie und bei hoher Motivation des Patienten können durchaus gravierende Funktionseinschränkungen kompensiert und die berufliche Wiedereingliederung erreicht werden. So kann einem Bauzeichner mit motorischen Lähmungen und mit einer Aufmerksamkeitsstörung ein abgewandeltes Computer-Zeichenprogramm zur Verfügung gestellt werden. In der Therapie wird die umgestellte Bedienung erlernt und die Belastbarkeit der Aufmerksamkeit trainiert.

Neben der Arbeitsfähigkeit ist die selbstständige Teilhabe am familiären und sozialen Leben zentrales Therapieziel. Auch hier kann neben der Wiederaufnahme von Hobbys und familiären Rollen auch die Um- und Neuorientierung sinnvoll sein. Ist die Ausübung einer Sportart wie Reiten, Judo oder Bogenschießen nicht mehr möglich, werden der neuen Situation und dem Gesundheitszustand zuträglichere Freizeittätigkeiten gemeinsam entwickelt und die Voraussetzungen werden trainiert.

In der Regel muss in der neuropsychologischen Therapie die Motivation für die Therapie und die selbstständige Teilhabe am Berufsleben und am sozialen Austausch gefördert werden. Dann sind die Krankheitsverarbeitung und die Akzeptanz der veränderten Lebenssituation vorübergehend die zentralen Therapieziele. Der Verlust der alten Rollen und von langfristigen beruflichen und sozialen Zielen belastet die Patienten und wirkt oft deprimierend. Hier nutzen die Neuropsychologen die affektive und motivationale Wechselwirkung zwischen dem Menschen, dem Patienten und seinen Lebenszielen. Neue Lebensziele helfen, wieder Motivation und den Mut zu fassen, seine Lebenssituation wieder selbst in die Hand zu nehmen. So stehen in manchen Therapiestunden die Erarbeitung neuer Ziele und die Schöpfung neuen Mutes und Selbstvertrauens im Mittelpunkt. Die Entwicklung neuer Lebensziele wird zwischenzeitlich zum Therapieziel. Dieses Verhältnis zwischen Motivation und Zielen gilt auch für die neuropsychologische Therapie insgesamt.

Die Motivation für die oft langwierige gemeinsame Bemühung von Patient und Neuropsychologen gründet auf der Vorstellung, dass die Beziehung zwischen dem Gehirn und der Person keine Einbahnstraße ist. Nicht nur das geschädigte Gehirn verändert das Leben und die Persönlichkeit eines Menschen, sondern die Lebensweise und die Persönlichkeit eines Menschen – sein Fleiß bei den Übungen, sein Wille, sein Optimismus – können umgekehrt das Gehirn beeinflussen und verändern. Dies ist ein ganz wesentlicher Ansatzpunkt der neuropsychologischen Therapie. Und obwohl die Auseinandersetzung mit den verstörenden und bedrückenden Gehirnfunktionsstörungen belastend und die Therapie oft anstrengend und von Rückschlägen belastet sein kann, erleben sowohl der Patient als auch der Therapeut jeden Fortschritt als große Bereicherung. Die neuropsychologische Therapie bietet für die Patienten oft die einzige Möglichkeit, Leid zu verringern und Lebensfunktionen und Lebensmöglichkeiten zurückzugewinnen.

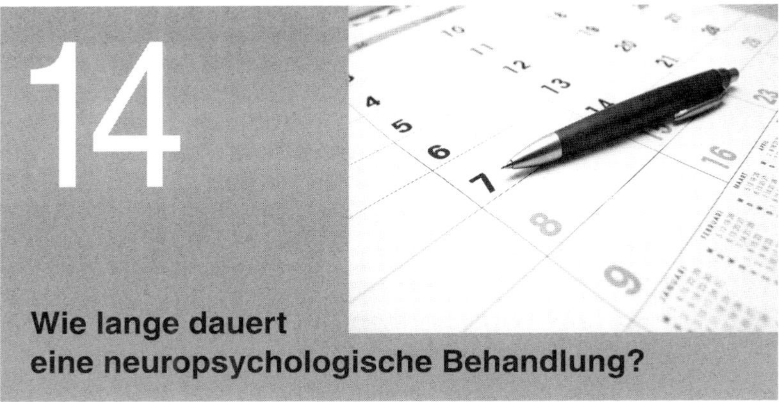

14 Wie lange dauert eine neuropsychologische Behandlung?

Die Frührehabilitation in der Akutklinik unmittelbar nach dem Schadensereignis kann relativ kurz sein, sie kann sich aber auch über mehrere Monate erstrecken bis eine tragfähige Kontaktaufnahme zwischen dem Betroffenen und dem Neuropsychologen aufgebaut ist.

Während des anschließenden Aufenthaltes in den spezialisierten Rehabilitationszentren stehen für die stationäre neuropsychologische Therapie zumeist sechs bis zwölf Wochen zur Verfügung. Dabei dauert die neuropsychologische Erstdiagnostik in der Regel mehrere Sitzungsstunden.

Sollten neuropsychologische Störungen fortbestehen, soll der Patient nach Entlassung aus der Rehabilitationsklinik ambulant neuropsychologisch weiterbehandelt werden. Ist der Patient in der Rehabilitationsklinik ausreichend neuropsychologisch untersucht worden, kann der ambulante Neuropsychologe auf die bestehenden Untersuchungen aufbauen. Seine Diagnostik braucht dann weniger Zeit als bei einer Erstuntersuchung.

Die Länge der ambulanten Therapie ist sehr unterschiedlich. Meist umfasst sie etwa zwanzig bis fünfzig Sitzungen. Vorteilhaft ist die Verteilung auf zwei bis drei Sitzungen pro Woche mit jeweils 50 Minuten über einen Zeitraum von mehreren Monaten. Im Einzelfall kann die neuropsychologische Therapie aber auch bis zu fünfmal wöchentlich über mehrere Monate erforderlich sein.

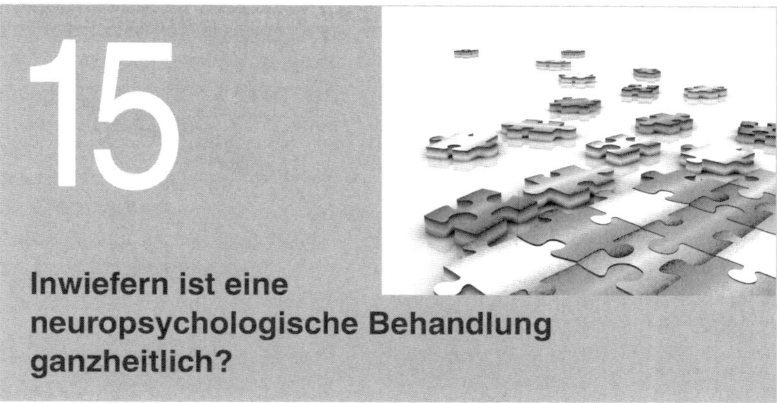

15 Inwiefern ist eine neuropsychologische Behandlung ganzheitlich?

Jedes Gehirn ist so einzigartig wie jeder Mensch einzigartig ist. Es steuert zwar allgemeine Prozesse wie Gehen, Schlafen, Essen, Träumen, wobei auch hier bereits Unterschiede zwischen den Menschen wahrzunehmen sind. Vor allem aber ist das Gehirn der Sitz unserer Seele in dem Sinne, als in ihm unsere ganz persönlichen Erinnerungen, Lebenserfahrungen und Charaktereigenschaften gespeichert sind. Durch eine Erkrankung des Gehirns oder durch einen Unfall können nun sowohl einzelne Hirnfunktionen wie Motorik oder Gedächtnis betroffen sein. Es können aber auch die Gefühlswahrnehmung und -verarbeitung, die Verhaltenssteuerung und Persönlichkeit direkt betroffen sein. Überdies wird die Reaktion eines Menschen auf Bewegungseinschränkungen, auf Störungen des Gedächtnisses oder allgemein auf gesundheitsbedingte Lebensbeschränkungen in hohem Maße von den charakterlichen Besonderheiten eines Menschen geprägt. Die psychische Reaktion auf den Unfall oder die Krankheit kann im Extremfall die Wiedereingliederung eines hirngeschädigten Menschen in Beruf und Gesellschaft mehr behindern als der Verlust der körperlichen Funktionen.

Neuropsychologen betrachten deshalb nicht nur das neurologische Störungsbild bei einem Patienten und sein Gehirn nicht nur als bloßes Organ, sondern sie haben immer auch die psychologische Dimension der unfall- oder krankheitsbedingten körperlichen Fehlfunktionen im Blick. Dadurch erkennen sie die Möglichkeiten, die sich zur Steigerung der Leistungsmotivation und zur Wiedererlangung der Lebensfreude für die Patienten ergeben. Neuropsychologen sind dafür ausgebildet, diese Möglichkeiten für jeden einzelnen Menschen mit einer Hirnschädigung herauszuarbeiten. Dabei berücksichtigen sie Alter und Geschlecht, Charakter- und Schulbildung, Lebenseinstellungen, Lebensgeschichte, aktuelle Lebenskrisen, den familiären Rückhalt oder auch vielleicht vorbestehende psychische Erkrankungen.

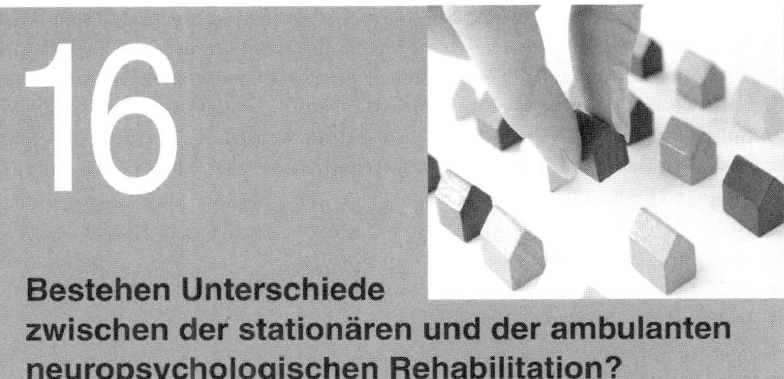

16 Bestehen Unterschiede zwischen der stationären und der ambulanten neuropsychologischen Rehabilitation?

Die stationäre Neurorehabilitation erfolgt in der Regel in spezialisierten Rehabilitationskliniken im Anschluss an die medizinische Akutversorgung. Hier sind multiprofessionelle Teams mit Ärzten, Neuropsychologen, Logopäden, Physio- und Ergotherapeuten gemeinsam tätig. Es erfolgt eine umfangreiche diagnostische Untersuchung aller Hirnfunktionen und die detaillierte Ableitung der Rehabilitationsziele für den Patienten. Es werden aus dem Untersuchungsbefund übende Therapieprogramme für die beeinträchtigten Funktionen abgeleitet und konsequent in ein Behandlungsprogramm übersetzt. Der Therapiefortschritt wird laufend überwacht. Für nicht ersetzbare Defizite werden kompensatorische Hilfsmittel und Maßnahmen wie Benutzung von Notizzetteln, Memo-Computern, etc. bereitgestellt. Das Ziel der stationären Neuroreha ist die Wiedererlangung der möglichst selbstständigen Lebensführung, die Schaffung der Voraussetzung für die Teilhabe am beruflichen und sozialen Leben.

Der nachfolgenden ambulanten neuropsychologischen Behandlung kommt eine sehr große Bedeutung zu. Die Rückkehr in das individuelle Umfeld stellt die Nagelprobe für die Rückgewinnung der persönlichen Souveränität dar. Der Patient wohnt und lebt jetzt in der Regel zuhause. Im Idealfall nimmt er an einer beruflichen Wiedereingliederung teil. Erst jetzt zeigt sich, ob die stationäre neuropsychologische Behandlung und die erlernten Hilfsmittel ihren Zweck erfüllen und der Patient wie geplant am beruflichen und familiären Leben teilnehmen kann. An dieser Stelle ist es enorm wichtig, dass der Patient einen professionellen Ansprechpartner hat. Der Neuropsychologe erkennt noch bestehende oder neu aufgetretene Fehlpassungen zwischen den privaten und beruflichen Anforderungen und dem Leistungsprofil und Verhalten des Patienten. Die Patienten brauchen fachliche Unterstützung und korrigierende Anleitung bei der Adaptation ins tatsächliche Lebensumfeld. Der ambulant tätige Neuropsychologe setzt wenn nötig erneut eine wiederherstellende Therapie und kompensatorische Hilfsmittel ein, um den Patienten die Erreichung der Behandlungsziele zu ermöglichen. Er unterrichtet das Umfeld und verbessert die Interaktion mit Freunden, der Familie und Vorgesetzten. Ist die ambulante neuropsychologische Therapie trotz Notwendigkeit nicht möglich, gehen jedoch die in der stationären Behandlung wieder erworbenen Funktionen wieder verloren.

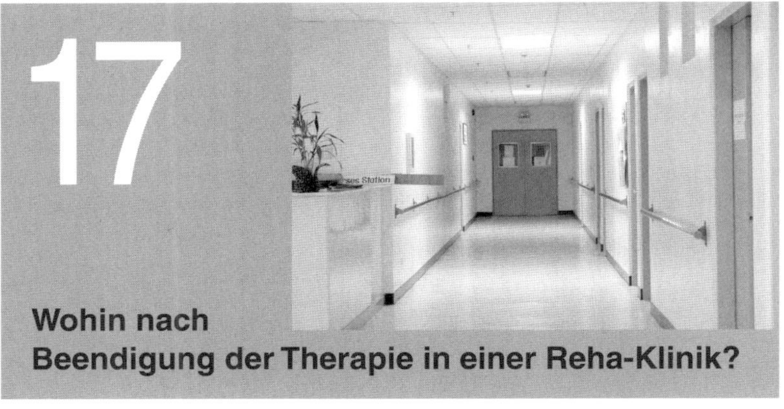

17 Wohin nach Beendigung der Therapie in einer Reha-Klinik?

Im Anschluss an die stationäre Therapie ist die ambulante neuropsychologische Therapie dringend notwendig, um die erreichten Fortschritte aufrecht zu erhalten und den Übergang in die eigene Lebensumwelt zu ermöglichen.

Zum gegenwärtigen Zeitpunkt werden neuropsychologische Behandlungsmethoden hauptsächlich in Rehabilitationskliniken und Krankenhäusern angewandt. Die dort meist sechs bis zwölf Wochen andauernde Heilbehandlung reicht in der Regel allerdings nicht aus, um die verlorenen Gehirnfunktionen befriedigend und vor allem nachhaltig wiederherzustellen. Die Schädigung des Gehirns kann so schwer gewesen sein, dass beispielsweise das Merkvermögen, die Konzentrationsfähigkeit oder einfach auch die Fähigkeiten zu schreiben, zu lesen oder zu rechnen regelrecht neu erlernt werden müssen.

Der hirngeschädigte Patient benötigt also nach Entlassung aus der Rehabilitationsklinik fast immer ambulante Nachsorge am Heimatort. Der große Vorteil dieser Nachbehandlung ist, dass sie in vertrauter Umgebung und nah am Alltag des Patienten stattfindet. Denn bei Orientierungs-, Konzentrations- und Gedächtnisstörungen kann der Aufenthalt in der fremden Umgebung einer Klinik zusätzlich zu den eigentlichen Schädigungsfolgen verwirren. Insbesondere für die mehreren tausend Kinder, die jedes Jahr durch Straßenverkehrsunfälle schwere Hirnverletzungen erleiden, ist die Möglichkeit der ambulanten Versorgung absolut zwingend.

Die Realität sieht leider so aus, dass sich der Zustand vieler Patienten in den oft Monate oder sogar Jahre dauernden Phasen, in denen keine neuropsychologische Betreuung stattfindet, erheblich verschlechtert. Es folgt dann möglicherweise wieder ein Klinikaufenthalt, der durch kontinuierliche ambulante Behandlung hätte vermieden werden können.

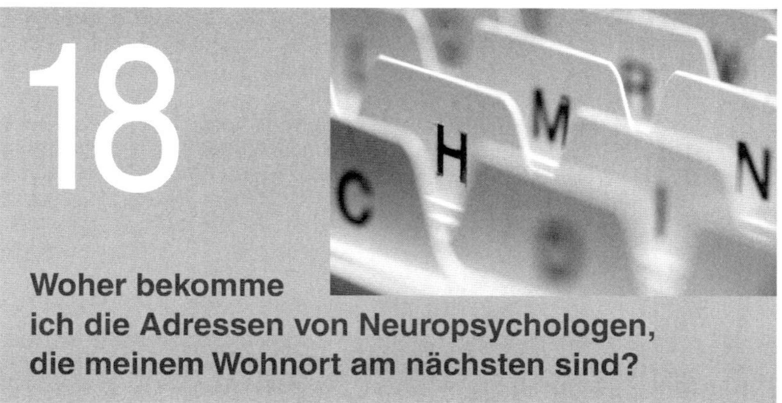

18 Woher bekomme ich die Adressen von Neuropsychologen, die meinem Wohnort am nächsten sind?

In der sozialen und beruflichen Rehabilitation haben sich therapeutische Maßnahmen bewährt, die direkt vor Ort am Arbeitsplatz oder in Ihrer Familie durchgeführt werden. Deshalb ist es wichtig, einen Neuropsychologen zu finden, der relativ wohnortnah praktiziert oder in einem Rehabilitationszentrum mit Ambulanz arbeitet. Diesen Kontakt sollten Sie möglichst früh nach Ihrer Entlassung aus der Rehabilitationsklinik aufnehmen, weil die weitergehende neuropsychologische Begleitung gerade dann besonders wichtig ist, wenn Sie wieder mit den Alltagsanforderungen konfrontiert werden.

Noch gibt es in Deutschland leider nur relativ wenige Psychologen, die sich auf Neuropsychologie spezialisiert haben und ambulant in freier Praxis tätig sind. Auf der Liste der Arbeitsgemeinschaft Neuropsychologie sind zur Zeit für ganz Deutschland die Adressen von knapp über hundert Einrichtungen aufgeführt.

Die nächst gelegene neuropsychologische Praxis oder Klinik-Ambulanz kann bei der Geschäftsstelle der Gesellschaft für Neuropsychologie (GNP) in Fulda (Telefon 0700-467 467 00, Anschrift Postfach 11 05, 36001 Fulda) oder auf der Webseite der GNP (http//:www.gnp.de) erfragt werden.

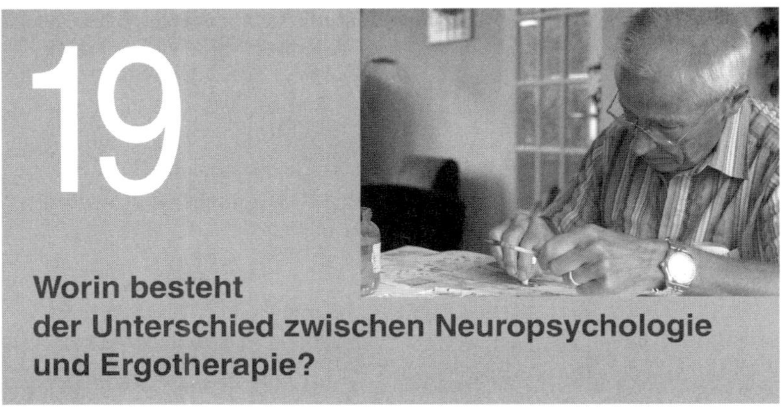

19 Worin besteht der Unterschied zwischen Neuropsychologie und Ergotherapie?

Behandlungen durch Ergotherapeuten, durch niedergelassene Nervenärzte oder durch Psychotherapeuten, die nicht auf neuropsychologische Störungen spezialisiert sind, ersetzen nicht die neuropsychologische Diagnostik und Therapie. Diese Berufsgruppen bieten neuropsychologische Therapieverfahren nicht an. Sie haben auch nicht die entsprechende Ausbildung dafür.

Die Ergotherapie oder Arbeitstherapie setzt Arbeit, Beschäftigung und sinnvolles Tun zu Heilzwecken ein. Die Erfahrung, sich selbst bei der Ausübung sinngebundener und zweckgebundener Tätigkeit zu erleben hat therapeutische Wirksamkeit. Die Patienten können ihre Fähigkeiten und Fertigkeiten erleben und erlangen wieder Selbstvertrauen und Mut zurück. Das Üben unter Anleitung kann in der Ergotherapie auch unterstützen, ein defizitäres Leistungsbild zu verbessern. Die Ergotherapeuten absolvieren kein Hochschulstudium sondern durchlaufen eine dreijährige berufliche Ausbildung. Sie erlernen viele handwerkliche und Arbeitstechniken und werden auch für die Anleitung und die therapeutische Begleitung der Patienten geschult. Sie haben jedoch keine psychologische oder psychotherapeutische Ausbildung. Sie sind nicht in der Statistik und Psychodiagnostik und nicht in der Klassifikation der neurologischen und psychischen Krankheiten ausgebildet. Deshalb ist es in der Ergotherapie nicht möglich, das individuelle neuropsychologische Leistungsprofil zu erheben und auf Krankheitswert hin zu bewerten.

Von den Ergebnissen der klinisch-neuropsychologischen Diagnostik ausgehend entwickelt der Neuropsychologe einen umfassenden Behandlungsplan, nach dem nicht nur Störungen der Wahrnehmung, des Gedächtnisses und des Denkvermögens behandelt, sondern auch Störungen des Gefühlslebens und des Sozialverhaltens sowie Frustrationen in der Alltagsgestaltung bearbeitet werden. Ergotherapeuten sind nicht in den Techniken der therapeutischen Gesprächsführung geschult. Sie können und dürfen keine neuropsychologische Behandlung planen und sie können den Therapieerfolg nicht mit standardisierten neuropsychologischen Tests überprüfen. Die neuropsychologische Therapie, die auf wissenschaftlich überprüften Modellen aufbaut, ist aufgrund der Komplexität der Behandlung auch nicht mit einem ergotherapeutischen Hirnleistungstraining gleichzusetzen. Diesbezügliche Behauptungen beispielsweise mancher Krankenkassen-Angestellter sind unzutreffend.

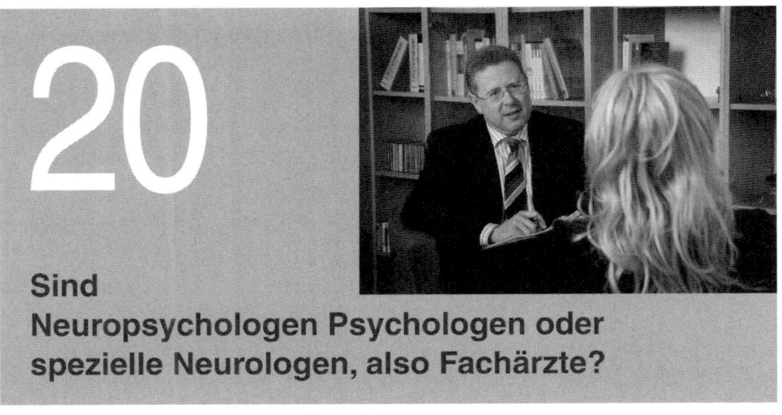

20 Sind Neuropsychologen Psychologen oder spezielle Neurologen, also Fachärzte?

Neuropsychologen sind – wie der Name richtig zum Ausdruck bringt – immer Diplom-Psychologen. Sie haben also ein in der Regel fünfjähriges Hochschulstudium im Fach Psychologie absolviert.

Neuropsychologen haben sich während des Studiums und vor allem danach zusätzlich auf die Behandlung von Patienten mit Verletzungen oder Erkrankungen des Gehirns spezialisiert. Nach einer dreijährigen beruflichen Tätigkeit in einer Klinik, die zur Weiterbildung in neuropsychologischer Rehabilitation berechtigt ist, wird den Diplom-Psychologen das Zertifikat „Klinischer Neuropsychologe GNP“ verliehen. Weitere Voraussetzungen für den Erwerb des Zertifikats sind der Nachweis von mindestens hundert Stunden Supervision und mehrere hundert Stunden zusätzlicher theoretischer Ausbildung.

Seit dem Jahr 2008 ist die Weiterbildung auch durch die Weiterbildungsordnung der Landespsychotherapeutenkammer der meisten Bundesländer geregelt. Inhaltlich besteht jeweils weitgehende Übereinstimmung mit der Weiterbildung der GNP. Der Titelzusatz lautet jedoch „Klinische Neuropsychologie“ bzw. für Rheinland-Pfalz „Neuropsychologie“.

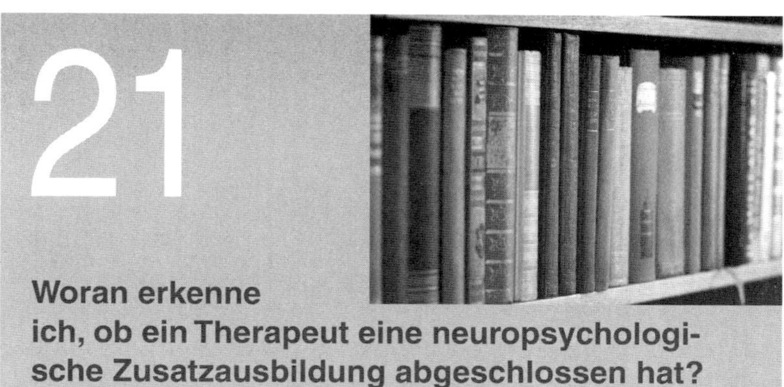

21

Woran erkenne ich, ob ein Therapeut eine neuropsychologische Zusatzausbildung abgeschlossen hat?

Die neuropsychologische Therapie wird von Diplom-Psychologen mit speziellen Kenntnissen in der Neuropsychologie durchgeführt. Diese Kenntnisse werden im Rahmen einer neuropsychologischen Zusatzausbildung und mehrjähriger Berufserfahrung erworben.

Hat ein Psychologe die Weiterbildung in klinischer Neuropsychologie erfolgreich absolviert, berechtigt ihn das zur Führung des Zusatztitels „Klinischer Neuropsychologe GNP“ bzw. gemäß der Weiterbildungsverordnungen der Landespsychotherapeutenkammern „Klinische Neuropsychologie“ oder Neuropsychologie“ in Rheinland-Pfalz. Diese Bezeichnung wird dann auch auf dem Praxisschild, auf dem Briefkopf und den Visitenkarten geführt. Hilfesuchende können dann sicher sein, eine qualifizierte neuropsychologische Diagnostik, Therapie und Beratung geboten zu bekommen.

Patienten und Angehörige erkennen den ausgebildeten Neuropsychologen jedoch vor allem an seinem Wissen und seiner Erfahrung im Umgang mit neuropsychologischen Störungsbildern. Ein ausgebildeter Neuropsychologe stellt überdies nicht nur die Erkrankung, sondern insgesamt die Persönlichkeit des Hilfesuchenden in den Mittelpunkt seiner Arbeit. Das entspricht dem neuropsychologischen Prinzip, dass nicht Gehirne, sondern Menschen diagnostiziert und behandelt werden.

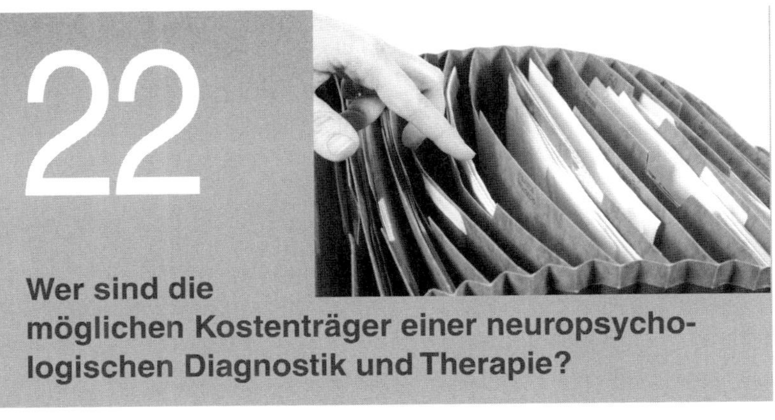

22 Wer sind die möglichen Kostenträger einer neuropsychologischen Diagnostik und Therapie?

Wenn Sie eine Schädel-Hirn-Verletzung, einen Schlaganfall oder eine andere Erkrankung des Gehirns erlitten haben, ist für die ambulante Behandlung grundsätzlich Ihre Krankenkasse zuständig.

Die Kostenübernahme durch die gesetzliche Krankenversicherung für eine ambulante neuropsychologische Therapie erfolgt in manchen Bundesländern im Rahmen von Einzelfallentscheidungen. Das heißt, Sie müssen die Notwendigkeit der Behandlung belegen. Dafür brauchen Sie eine Bescheinigung Ihres behandelnden Arztes und die Stellungnahme eines Neuropsychologen. Eine Empfehlung durch vorbehandelnde neurologische Kliniken erleichtert der Krankenversicherung die Antragsbewilligung.

Diese Unterlagen reichen Sie bei Ihrer Kasse oder Versicherung zusammen mit Ihrem Antrag auf neuropsychologische Behandlung ein. Ein Antrag ist deshalb erforderlich, weil die neuropsychologische Therapie zur Zeit noch kein Bestandteil der bestehenden Gebührenordnung ist. Dem Antrag ist eine Befürwortung von einem Facharzt für Neurologie oder Psychiatrie beizulegen; man nennt das „Notwendigkeitsbescheinigung“. Nach Antragstellung muss die Kasse bzw. Versicherung innerhalb von sieben Wochen über den Antrag entscheiden. Dazu ist sie laut Sozialgesetzbuch (SGB) IX in den §14 und §15 verpflichtet.

Innerhalb dieser Frist legt die Krankenkasse die eingereichten Unterlagen dem Medizinischen Dienst der Krankenkassen (MDK) zur Begutachtung vor. Kann die Krankenversicherung von der Notwendigkeit der Maßnahmen überzeugt werden, werden die Kosten in der Regel übernommen. Die Berufsgenossenschaften übernehmen die Kosten ebenfalls auf Antrag.

Bei Arbeits- oder Verkehrsunfällen kommen andere Kostenträger in Frage. Das sind die gesetzliche oder private Unfallversicherung oder die Haftpflichtversicherung des Unfallgegners.

Ihr behandelnder Neuropsychologe wird Ihnen bei der Stellung eines Antrags auf Kostenübernahme behilflich sein.

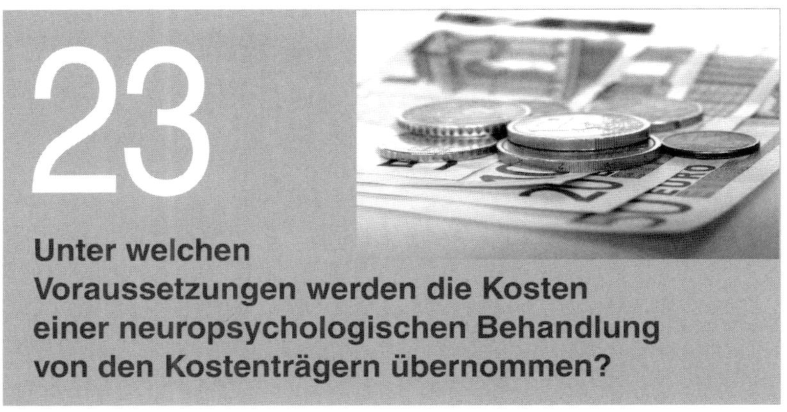

23 Unter welchen Voraussetzungen werden die Kosten einer neuropsychologischen Behandlung von den Kostenträgern übernommen?

Die neuropsychologische Diagnostik und Therapie gehört noch nicht zum festen Leistungskatalog der Krankenkassen, sondern wird dort dem Bereich „Neue Therapie- und Behandlungsmethoden" zugeordnet. Das heißt, dass nicht wie gewohnt über Chip-Karte abgerechnet werden kann. Stattdessen ist die Erstattung der Behandlungskosten durch die Krankenkasse vor der Behandlung zu beantragen. Das gilt auch für Anträge zur Kostenübernahme bei der Berufsgenossenschaft, beim Rentenversicherungsträger oder beim Sozialamt.

In der Vergangenheit haben die Krankenkassen die Kosten für die ambulante neuropsychologische Behandlung nach Begutachtung durch den MDK in Tausenden von Einzelentscheidungen erstattet. Bei den gesetzlichen Krankenkassen hat sich diese Situation leider verschlechtert. Wie in vielen anderen Bereichen auch sind die Privaten Krankenversicherungen eher bereit, die Kosten für eine notwendige neuropsychologische Behandlung zu übernehmen.

24

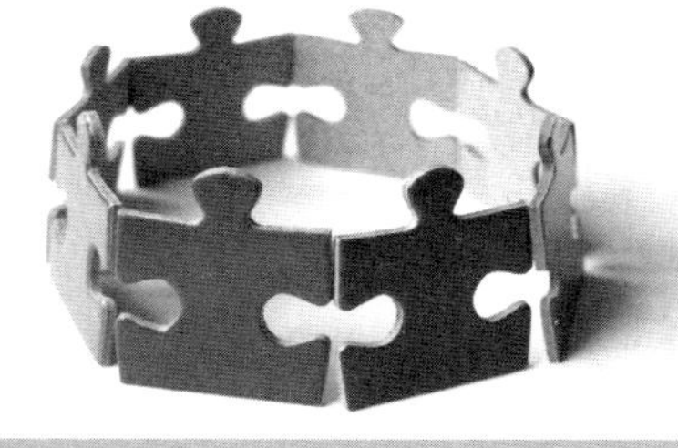

Welche Selbsthilfegruppen gibt es für Menschen mit einer durch Unfall oder Krankheit erworbenen Hirnschädigung?

FORUM GEHIRN e.V. – Bundesverband für Menschen mit Hirnschädigung und deren Angehörige

✉ Ferdinand-Schrey-Straße 17
D-39122 Magdeburg
☏ 0391-4 00 37 22

ZNS – Hannelore Kohl Stiftung für Verletzte mit Schäden des Zentralen Nervensystems

✉ Rochusstraße 24
D-53123 Bonn
☏ 0228-9 78 45-0

BDH e.V. – Bundesverband für Rehabilitation und Interessenvertretung Behinderter

✉ Eifelstraße 7
D-53119 Bonn
☏ 0228-9 69 84-0

„Schädel-Hirnpatienten in Not“ e.V. – Deutsche Wachkoma Gesellschaft

Bundesverband für Schädel-Hirnverletzte, Patienten im Wachkoma „Apallisches Durchgangssyndrom“ und ihre Angehörigen

✉ Bayreuther Straße 33
D-92224 Amberg
☏ 09621-6 36 66

Stiftung Deutsche Schlaganfall-Hilfe

✉ Carl-Miele-Straße 210
D-33335 Gütersloh
☎ 01805-09 30 93 (0,14 EUR/Min.) oder
05241-97 70-0

Deutsche Hirntumorhilfe e.V.

✉ Karl-Heine-Straße 27
D-04229 Leipzig
☎ 0341-59 09 396

Stiftung für Schädel-Hirn-Verletzte – für Betroffene und Angehörige

✉ Raamfeld 18
D-22397 Hamburg
☎ 0700-770 880 90

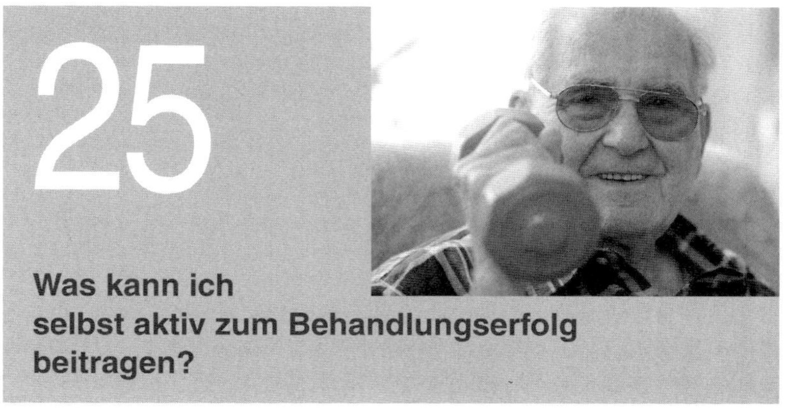

25 Was kann ich selbst aktiv zum Behandlungserfolg beitragen?

Bei einer neuropsychologischen Behandlung ist Ihre motivierte Mitarbeit unerlässlich. Ohne Ihre aktive Mitarbeit können die geistig-seelischen Folgen Ihrer Hirnverletzung praktisch nicht behandelt werden. Denn wie soll beispielsweise das Gedächtnis verbessert werden, wenn ein Betroffener sich innerlich dagegen wehrt, es zu benutzen?

Es mag ungewohnt sein, in einer Behandlung selbst soviel beitragen zu müssen. Und manchmal mag es auch anstrengend sein. Aber die Erfahrung hat gezeigt, dass Menschen, die mit der Einstellung zum Neuropsychologen kommen nach dem Motto: „Da bin ich; nu mach mal!“ nur schwer geholfen werden kann. Eine neuropsychologische Behandlung ist harte Arbeit – und zwar Zusammenarbeit zwischen dem hirngeschädigten Menschen und seinem Therapeuten.

Fallbeispiele von neuropsychologischen Behandlungen

Herr A.B. *1969

Herr B. erlitt im Frühjahr 2000 bei einem Autounfall eine schwere Schädel-Hirn-Verletzung mit mehreren Schädelbrüchen und Blutungen im Frontalhirn. Er wurde nach einem mehrtägigen Koma nur unzureichend wach und konnte sich zunächst nicht verständlich mitteilen. Weiterhin bestanden eine leicht Halbseitenlähmung rechts, leichte Koordinationsstörungen, ein leichter so genannter Neglect (eine Halbseitenvernachlässigung) nach rechts und er war weder räumlich noch zeitlich orientiert.

Bei Übernahme in die Rehabilitationsklinik im Mai 2000 war Herr B. wieder orientiert. Er gab jedoch keinerlei Beschwerden an, obwohl in der neuropsychologischen Untersuchung eine inkomplette Hemianopsie auffiel, das heißt, Herr B. konnte Gegenstände, die sich rechts vor ihm befanden, nicht sehen. Das führte dazu, dass er nicht richtig lesen konnte, schon für einfache Texte sehr lange Zeit brauchte und viele Fehler machte. Komplizierte Texte wurden von ihm nicht verstanden. Weiterhin wurden erhebliche Aufmerksamkeitsstörungen deutlich. Einfache Aufgaben bearbeitete er mit erheblich verzögerter Reaktionszeit, komplexere Aufgaben konnte er gar nicht bewältigen. Das Gedächtnis für sprachliche Inhalte war stark gestört, und Aufgaben, die die Fähigkeit zum Planen und Problemlösen überprüften, konnten nur stark fehlerhaft bearbeitet werden. Im Kontakt schien er emotional nur eingeschränkt schwingungsfähig. All diese Probleme waren Herrn B. zunächst nicht bewusst.

Herr B. erhielt zunächst ein so genanntes Sakkadentraining zur Kompensation des Gesichtsfelddefektes. Hierbei musste er lernen, durch kurze schnelle Blickbewegungen in das blinde Gesichtsfeld Informationen von dort aufzunehmen und zu verarbeiten. Seine Aufmerksamkeit wurde mit einem PC-gesteuerten Therapieprogramm behandelt, zur Verbesserung räumlich-konstruktiver Leistungen und des Planens und Problemlösens bearbeitete er geometrische Puzzles, so genannte Tangram-Aufgaben, in aufsteigendem Schwierigkeitsgrad. Seine Gedächtnisstörungen konnten zunächst nicht direkt behandelt werden, da Herr B. sie nicht bemerkte und folglich keinen Sinn darin sah, Kompensationsverfahren zu erlernen. Erst massive Rückmeldungen seiner Mitpatienten über sein weitschweifiges Reden und ständiges Wiederholen brachten Herrn B. dazu, seine Gedächtnisstörungen anzuerkennen und sich auf das Erlernen von Kompensationsstrategien wie das Führen eines Gedächtnisbuches einzulassen.

Parallel zur Behandlung der Störungen der geistigen Leistungsfähigkeit brachte er zunehmend auch seine problematische Familiensituation ins Gespräch ein. Er hatte sich überschuldet und lebte von seiner Frau getrennt, mit der er fünf Jahre verheiratet war. Im Laufe der Behandlung entschloss er sich, seine nicht befriedigende Ehe endgültig zu beenden und reichte die Scheidung ein. Nach fünf Monaten wurde Herr B. mit zwar gebessertem, aber immer noch vorhandenem Gesichtfelddefekt sowie weiter bestehenden Aufmerksamkeits- und Gedächtnisstörungen aus der Rehabilitationsklinik entlassen. Zum Zeitpunkt der Entlassung war seine Belastbarkeit deutlich vermindert, seine Leistungsfähigkeit schwankte stark und er konnte sie nicht korrekt einschätzen.

Die emotionale Schwingungsfähigkeit war weiterhin eingeschränkt, er wiederholte Gedankengänge immer wieder und konnte sich nicht auf neue Situationen einstellen.

Herr B. erhielt ambulante neuropsychologische Therapie und machte u.a. ein Praktikum in einem Automobilwerk, um zu erproben, ob er in seinem Beruf als Bauschlosser trotz seiner kognitiven Probleme wieder arbeiten können würde. Zunächst wurden die Trainingsverfahren aus der stationären Rehabilitation fortgeführt und an die Alltagssituation des Patienten angepasst. Später wurden Mitarbeiter und Vorgesetzte im Praktikum über die Auswirkungen der Störungen und den optimalen Umgang damit informiert. Weiterhin wurde verstärkt an einer realistischen Störungseinsicht gearbeitet. Sehr belastend war für ihn auch, dass die verbliebene Gesichtsfeldproblematik das Führen eines Kraftfahrzeugs nicht erlaubte. Dadurch war sein früheres Hobby (Kaufen und Aufarbeiten von Autos für Autorennen und Fahren von Autorennen) nun nicht mehr möglich.

Mit Hilfe der therapeutischen Unterstützung gelang es Herrn B. zunehmend, seinen Alltag selbstständig neu zu ordnen. Bei seiner Arbeit wurde er belastbarer und selbstsicherer. Nach Abschluss des Praktikums erhielt er in seiner früheren Firma zunächst einen befristeten Arbeitsplatz. Auch hier wurde die Einarbeitung neuropsychologisch begleitet. Nach seiner Probezeit wurde er ab Herbst 2001 in ein festes Anstellungsverhältnis übernommen. Die neuropsychologische Unterstützung wurde in größer werdenden Abständen bis Anfang 2005 fortgesetzt. Herr B. ist nun trotz weiter bestehender Gesichtsfelddefekte in der Lage, als Bauschlosser vollschichtig zu arbeiten. Er hat gelernt, die Gefahren, die aus seinen Störungen erwachsen, realistisch einzuschätzen und sie sicher zu kompensieren. Er hat sich inzwischen eine neue Wohnung eingerichtet, baut seine Schulden ab und hat eine Lebensgefährtin.

Frau L.P. *1983

Frau P. erlitt im Alter von knapp 19 Jahren einen so genannten Posterior-Insult, einen Infarkt der linken hinteren hirnversorgenden Arterie. Die Folgen waren in erster Linie eine Halbseitenlähmung rechts, die vor allem den Arm betraf, und ein Gesichtsfeldausfall auf der rechten Seite.

Die neuropsychologische Untersuchung bestätigte den Gesichtsfeldausfall. Bei den Gedächtnisleistungen konnten keinerlei Einbußen festgestellt werden. Auch die kurzfristigen Aufmerksamkeitsleistungen schienen unbeeinträchtigt, lediglich nach längerer Belastung zeigte sich ein leichter Abfall der Konzentrationsleistung.

Auch die intellektuellen Leistungen waren größtenteils durchschnittlich, genauere Untersuchungen brachten jedoch eine leichte Sprach- und Rechenstörung ans Licht, die der Patientin zwar bewusst war, aber die sie aus „Scham“ nicht angegeben hatte.

Das Verhalten der Patientin war insgesamt unauffällig; sie verhielt sich freundlich, war darauf bedacht, nicht „anzuecken“. Mit ihrem sympathischem Auftreten hatte sie einen außerordentlich positiven Ruf, der im Gegenzug dazu beitrug, dass ihre Probleme unterschätzt wurden und sie dadurch gelegentlich überfordert wurde, ohne dass es die Menschen in ihrer Umgebung bemerkten und darauf reagieren konnten. Das Zeigen von Schwäche oder das Bitten um Unterstützung fiel ihr ausgesprochen schwer.

Bei der Therapieplanung gab es mehrere Schwerpunkte: Der behandelnde Neuropsychologe vermittelte Frau P. Strategien zum Umgang mit dem Gesichtsfeldausfall. So lernte sie beispielsweise, mit dem ihr bleibenden Sehvermögen ihre Umgebung komplett in Augenschein zu nehmen. Auch die Lesefähigkeit wurde trainiert. Schließlich wurde noch ein intensives Rechentraining durchgeführt und die leichte Sprachstörung durch eine Sprachtherapeutin behandelt.

Bereits während der Behandlungsphase war jedoch vorherzusagen, dass Frau P. ihrer bisherigen Tätigkeit als Zahntechnikerin nicht mehr nachgehen können würde. Diese schwierige Erkenntnis wurde der Patientin behutsam vermittelt und gleichzeitig wurden alternative Berufsmöglichkeiten mit ihr besprochen.

In einem nahe gelegenen Berufsförderwerk konnte die Patientin verschiedene Fertigkeiten üben und einige Tätigkeiten näher kennen lernen. Darüber hinaus ergriff sie erfreulicherweise auch selbst die Initiative, weitere Berufsfelder zu erkunden.

Frau P. erzielte in der neuropsychologischen Therapie deutliche Fortschritte. Auch wenn der Gesichtsfeldausfall sich nur wenig zurückbildete, verbesserten die Übungen ihre Sehfähigkeiten im Alltag deutlich. Auch im Lesen kam sie gut voran, beging weniger Lesefehler und ihr Lesetempo normalisierte sich wieder. Dies ist häufig zu beobachten: Durch das Anwenden geeigneter Strategien können auch dann große Fortschritte erzielt werden, wenn sich der medizinische Befund nur wenig verbessert.

Problematischer war im Behandlungsverlauf der angemessene Umgang mit den Einschränkungen in der Belastbarkeit. Frau P. tat oft des Guten zuviel, legte von sich aus kaum Arbeitspausen ein und klagte nicht über aufkommende Beschwerden, was dazu führte, dass sie von Therapeuten und Mitpatienten zum Innehalten aufgefordert werden musste, wenn ihr die Erschöpfung bereits von außen anzumerken war. Dieser Zeitpunkt lag für einen schonenden Umgang mit den eigenen Kräften jedoch regelmäßig zu spät. Der Patient wurde vermittelt, verstärkt auf ihre Befindlichkeit zu achten, ohne sich als „faul" oder „überempfindlich" abzuqualifizieren. Nützlich waren hier auch Informationen über natürliche Erholungs-Abläufe, die der Patientin deutlich machten, dass sie sich bisher selbst geschadet hatte.

Zum Abschluss der stationären Behandlung war die Konzentration von Frau P. auch über längere Zeiträume wieder so gut, dass Sie halbtags arbeitsfähig war und es sich abzeichnete, dass sie in absehbarer Zeit auch wieder ganztags arbeiten können würde. Der Gesichtsfeldausfall war im Alltag und beim Lesen kaum noch bemerkbar. Die Lähmungen in der rechten Hand erwiesen sich zwar weiterhin als einschränkend, Frau P. hatte jedoch in der Ergotherapie linkshändiges Schreiben und auch den einhändigen Umgang mit einer PC-Tastatur gelernt.

In der Sprachtherapie ließ sich zum Behandlungsabschluss keine behandelbare Sprachstörung mehr nachweisen. Frau P. lernte in der Therapie, ihre sprachlichen Fähigkeiten und Schwächen besser einzuschätzen und zur Vermeidung von Missverständnissen bei Verständniszweifeln nachzufragen.

Nach dem Klinikaufenthalt war das wichtigste Anliegen die endgültige Berufsfindung. Dabei kristallisierte sich eine Ausbildung zur Reiseverkehrskauffrau als eine Perspektive heraus, die sowohl den Neigungen von Frau P. entsprach als auch ihren Fähigkeiten angemessen war. Durch eine Weiterführung der neuropsychologischen Behandlung konnten die erreichten Verbesserungen stabilisiert und die Patientin beim Wiedereinstieg ins Arbeitsleben unterstützt werden. Ein Jahr nach ihrer Erkrankung konnte Frau P. einen betrieblichen Ausbildungsplatz in einem Reisebüro finden; zwischenzeitlich ist ihr ein erfolgreicher Berufsabschluss gelungen.

Buchtipps

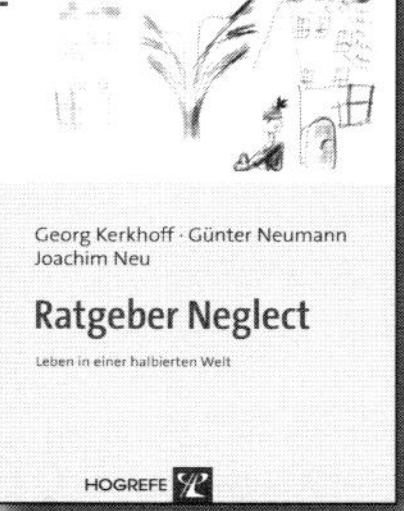

Georg Kerkhoff · Günter Neumann
Joachim Neu

Ratgeber Neglect

Leben in einer halbierten Welt

2008, 92 Seiten, € 12,95 / sFr. 21,60
ISBN 978-3-8017-1850-3

Walter Altmannsberger

Der MPU-Ratgeber

Hilfe bei Führerscheinentzug und MPU

2008, 164 Seiten, € 16,95 / sFr. 28,40
ISBN 978-3-8017-2166-4

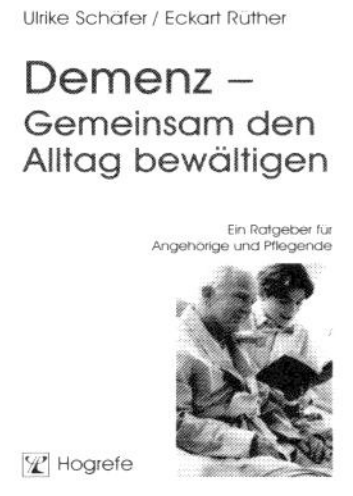

Ulrike Schäfer · Eckart Rüther

Demenz – Gemeinsam den Alltag bewältigen

Ein Ratgeber für Angehörige und Pflegende

2004, 128 Seiten, € 14,95 / sFr. 26,90
ISBN 978-3-8017-1884-8

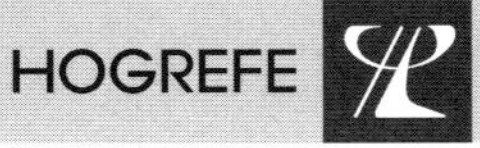